临床护理常规与操作指导

主编　颜廷霞　等

U0293181

吉林科学技术出版社

图书在版编目（CIP）数据

临床护理常规与操作指导 / 颜廷霞等主编. -- 长春：
吉林科学技术出版社，2021.12
ISBN 978-7-5578-8225-9

Ⅰ．①临… Ⅱ．①颜… Ⅲ．①护理学 Ⅳ．①R47

中国版本图书馆CIP数据核字(2021)第116859号

临床护理常规与操作指导

主　　编	颜廷霞　等
出 版 人	宛　霞
责任编辑	许晶刚
助理编辑	陈绘新
封面设计	德扬图书
制　　版	济南新广达图文快印有限公司
幅面尺寸	185mm×260mm
开　　本	16
字　　数	147 千字
印　　张	6.125
印　　数	1-1500 册
版　　次	2021年12月第1版
印　　次	2022年5月第2次印刷

出　　版　吉林科学技术出版社
发　　行　吉林科学技术出版社
地　　址　长春市福祉大路5788号
邮　　编　130118
发行部电话/传真　0431-81629529 81629530 81629531
　　　　　　　　　　81629532 81629533 81629534
储运部电话　0431-86059116
编辑部电话　0431-81629518
印　　刷　保定市铭泰达印刷有限公司

书　　号　ISBN 978-7-5578-8225-9
定　　价　50.00元

编 委 会

前　　言

　　护理学科是一门主要学习相关的人文社会科学知识和医学基础、预防保健的基本理论知识的学科,接受护理学的基本理论、基本知识和临床护理技能的基本训练,具有对服务对象实施整体护理及社区健康服务的基本能力。现代护理不仅仅局限于帮助患者处理生理方面问题,还包括心理、社会、文化、精神等各方面,因此,人们对护理的要求提升到了更高更新的层面。作为医护人员,我们面临着更高的挑战和更严格的标准。鉴于现代护理学的发展,本编委会特组织一线临床护理工作者编写了此书。

　　本书共分为三章,内容包括:神经系统疾病护理、心血管内科疾病护理以及心血管外科疾病护理。

　　针对每个涉及的疾病都进行了详细叙述,包括疾病的介绍、护理评估、护理要点、护理目标、护理问题、护理措施、操作规范、注意事项以及对患者的健康教育等,内容丰富,重点强调临床实用价值。

　　为了进一步提高临床护理人员的护理水平,本编委会人员在多年临床护理经验基础上,参考诸多书籍资料,认真编写了此书,望谨以此书为广大医护人员提供微薄帮助。

　　由于本编委会人员均身负一线护理临床工作,加上编写时间仓促,难免有错误及不足之处,恳请广大读者见谅,并给予批评指正,以更好地总结经验,从而达到共同进步、提高临床护理水平的目的。

《临床护理常规与操作指导》编委会

2021 年 12 月

目　　录

第一章 神经系统疾病护理

第一节 中枢神经系统感染性疾病的护理

一、概述

中枢神经系统感染性疾病是各种生物病原体侵犯脑或脊髓实质、被膜和血管等引起的急性或慢性炎症性(或非炎症性)疾病。生物病原体包括病毒、细菌、螺旋体、真菌、寄生虫、立克次体和朊蛋白等。

本病种类繁多,临床上根据中枢神经系统感染的部位不同分为:①脑炎、脊髓炎或脑脊髓炎:主要侵犯脑和(或)脊髓实质;②脑膜炎、脊膜炎或脑脊膜炎:主要侵犯脑和(或)脊髓软膜;③脑膜脑炎:脑实质和脑膜合并受累。

中枢性神经系统感染途径可分为:①血行感染:病原体通过昆虫叮咬、动物咬伤皮肤黏膜、使用不洁注射器直接感染、静脉输血等进入血流,面部感染时病原体也可经静脉逆行入颅,或孕妇感染的病原体经胎盘直接传给胎儿;②直接感染:穿透性颅外伤或邻近组织感染后病原体蔓延进入颅内;③神经干逆行感染:嗜神经病毒(neuretropic virus)如单纯疱疹病毒、狂犬病病毒等首发感染皮肤、呼吸道或胃肠道黏膜,经神经末梢进入神经干后逆行入颅。

中枢神经系统感染疾病根据发病情况及病程可分为急性、亚急性和慢性感染。中枢神经系统感染疾病侵犯脑实质和(或)脑膜,病情危重,甚至危及生命。本节疾病的护理是依据护理程序及健康指导进行阐述。护理措施主要从一般护理、病情观察、用药护理、饮食护理、症状的护理及心理护理等方面进行详细介绍。本节重点介绍单纯疱疹病毒性脑炎、病毒性脑膜炎、化脓性脑膜炎、结核性脑膜炎患者的护理。

二、单纯疱疹病毒性脑炎患者的护理

单纯疱疹病毒性脑炎(herpes simplex virus encephalitis, HSE)又称急性坏死性脑炎,是由单纯疱疹病毒(herpes simplex virus, HSV)感染引起的一种急性中枢神经系统感染性疾病,HSV 最常累及大脑颞叶、额叶及边缘系统,引起脑组织出血性坏死和(或)变态反应性脑损害。主要症状包括头痛、呕吐、轻度的意识和人格改变、轻偏瘫、失语、癫痫发作、精神行为异常和脑膜刺激征等,重症患者因脑疝而死亡。本病呈全球分布,一年四季均可发病,无明显性别差异,任何年龄均可发病。国内尚缺乏准确的流行病学资料,国外 HSE 发病率为(4～8)/10 万。

(一)病因与发病机制

HSV 是一种嗜神经 DNA 病毒,有两种血清型,即 HSV-1 和 HSV-2。患者和健康带毒者是主要传染源,通过密切接触和性接触传播,亦可通过飞沫传播。HSV 首先在口腔、呼吸道或生殖器引起原发感染,机体迅速产生特异性免疫力而康复,但不能彻底消除病毒,病毒以潜伏状态长期存在体内,而不引起临床症状。神经节中的神经细胞是病毒潜伏的主要场所,HSV-1 主要潜伏在三叉神经节,HSV-2 潜伏在骶神经节。当人体在各种非特异性刺激机体

影响下免疫力下降,潜伏的病毒再度活化,经三叉神经轴突进入脑内,引起颅内感染。

（二）病理生理

病理改变主要是脑组织水肿、软化、出血、坏死,双侧大脑半球均可受累,重要病理特征之一是脑实质中出血坏死。镜下神经细胞和胶质细胞内可见嗜酸性包涵体,最有特征性的病理改变为包涵体内有疱疹病毒的颗粒和抗原。

（三）临床表现

1.临床分型

（1）Ⅰ型疱疹病毒性脑炎:无季节、地区及性别差异,多见于成年人,多为急性起病,病程长短不一,可见上呼吸道感染、发热、头痛等前驱症状,常见的首发症状为精神和行为异常,患者有不同程度的神经功能受损表现及意识障碍。

（2）Ⅱ型疱疹病毒性脑炎:多见于新生儿及青少年,多为暴发性急性起病,表现为广泛性的内脏坏死及弥漫性的脑损害,新生儿病死率高。

2.症状与体征　本病的临床特点是急性起病,有咳嗽、发热等前驱症状,首发症状多为精神和行为异常,可出现头痛、呕吐、记忆丧失、轻微的意识和人格改变、偏盲、失语、轻偏瘫、脑膜刺激征、全身性或部分性癫痫发作,起病数日的患者可出现意识障碍,如意识模糊、谵妄、嗜睡、昏睡、昏迷等,出现广泛脑实质坏死和脑水肿时可引起颅内压增高,形成脑疝而死亡。

（四）辅助检查

1.CSF常规检查　CSF压力轻或中度升高,有核细胞数增多,蛋白质可轻、中度增高,糖与氯化物水平多为正常。

2.CSF病原学检查　①应用聚合酶链反应（PCR）技术检测病毒DNA,可早期快速诊断,标本最好在发病后2周内送检;②采用ELISA和Western印迹法,病程中2次及2次以上抗体滴度4倍以上增加可确诊。因其具有高度敏感性,需采取严格的操作措施,防止假阳性的发生。

3.脑电图　可见弥漫性高波幅慢波,以单侧或双侧颞、额区明显,甚至可出现颞区的尖波和棘波。

4.影像学检查　可见一侧或两侧颞叶和额叶低密度灶,或低密度病灶中有点状高密度灶,提示有出血,支持HSE的诊断。在症状出现的4～5天内,头颅CT检查可正常,MRI在颞叶内侧、额叶眶面、岛叶皮质和扣带回出现局灶性水肿,MRI T_2 相为高信号或者影像学检查为正常。

5.脑活检　脑活检是诊断单纯疱疹病毒性脑炎的金标准,其特异性高,但耗时较长,对于早期诊断意义不大。

（五）诊断与鉴别诊断

1.诊断依据　①起病急,有咳嗽、发热等上呼吸道感染的前驱症状;②有皮肤、黏膜疱疹,或口唇或生殖疱疹史;③局灶性神经系统损害体征;④脑脊液糖、氯化物正常,红、白细胞数增多;⑤头颅CT或MRI发现颞叶局灶性出血性脑软化灶。

2.鉴别诊断　本病需要与下列疾病鉴别。

（1）带状疱疹病毒性脑炎:本病多见于中老年人,表现为发热、头痛、呕吐、意识模糊、精神异常及局灶性神经功能缺失征。患者头颅CT无出血性坏死,多有胸腰部带状疱疹病史,CSF及血清检出该病毒抗体和病毒核酸阳性可帮助诊断。

(2)肠道病毒性脑炎：多见于夏秋季,表现为发热、意识障碍、平衡失调及肢体瘫痪。病程初期的胃肠道症状,CSF中PCR检出病毒核酸可鉴别。

(3)巨细胞病毒性脑炎：本病临床较少见,常见于免疫缺陷如艾滋病或长期使用免疫抑制剂患者。PCR检测出CSF中该病毒核酸可鉴别。

(4)急性播散性脑脊髓炎：多在感染或疫苗接种后急性发病,可表现脑实质、脑干、脑膜、小脑和脊髓等部位受损的症状和体征。影像学显示皮质下白质多发病灶,脑室周围多见,分布不均,新旧并存,病毒学和相关抗体检查阴性,免疫抑制剂治疗有效。

(六)治疗原则及要点

主要包括抗病毒治疗,辅以免疫治疗和对症支持治疗。

1. 抗病毒药物治疗

(1)阿昔洛韦(无环鸟苷,acyclovir)：能抑制病毒DNA的合成。常用剂量为$15\sim30$ mg/(kg·d),分3次静脉滴注,连用$14\sim21$天。是目前临床上广泛应用的抗病毒药,其副作用较少。

(2)更昔洛韦(ganciclovir)：抗HSV的疗效是阿昔洛韦的$25\sim100$倍,具有更低的毒性和更强更广谱作用。常用剂量是$5\sim10$ mg/(kg·d),每12小时1次静脉滴注,连用$14\sim21$天。

2. 免疫治疗

(1)干扰素：治疗剂量为60×10^6 IU/d,肌内注射,连续30天。

(2)转移因子：皮下注射每次1支,每周$1\sim2$次。

3. 肾上腺皮质激素　治疗本病尚有争议。严格遵医嘱用药,保证用药时间、剂量的准确,不可随意增量、减量;询问患者是否有心悸、出汗等不适主诉;用药期间监测患者的血常规、血糖变化;注意保暖,预防交叉感染。

4. 对症支持治疗

(1)止痉类药物：如地西泮,常因患者反复抽搐而应用。因其对心跳、呼吸有抑制作用,故注射时应严密观察心跳、呼吸情况,如出现呼吸浅表、心率缓慢,应立即减慢注射速度或暂停注射,严重者出现呼吸停止,应配合医生抢救,进行人工辅助呼吸或气管插管。

(2)脱水降颅压药：应用20%甘露醇时应定期复查血电解质、肾功能,注意观察尿量、尿颜色变化,如有肾功能障碍或血尿应作相应治疗。

(七)护理评估

1. 健康史

(1)起病情况：评估患者起病的时间、方式,是否为急性起病,有无明显的前驱症状如头痛、发热、全身不适、腹痛和腹泻等症状。

(2)病因与危险因素：评估患者发病前有无口唇或生殖道疱疹史,皮肤、黏膜疱疹,与病毒感染者密切接触史。

(3)既往病史：评估既往身体状况,近期是否有病毒感染或疫苗接种史;既往检查、治疗经过及效果,目前的用药情况。如患者是新生儿,应询问其母亲孕期是否患感染性疾病及分娩史。

(4)生活方式与饮食习惯：有无不良生活习惯,如缺乏体育锻炼、睡眠不足、烟酒嗜好等。

2. 身体状况

(1)一般状态：监测血压、脉搏、呼吸、体温是否异常;观察患者是否有意识障碍及其类型,是否精神行为方面有异常,表现为注意力涣散、反应迟钝、情感淡漠、言语减少、表情呆滞或动作增多、行为奇特及冲动行为等;是否体质瘦弱或过度肥胖等,进食、饮水量是否充足,是否存在吞咽异常。

(2)皮肤与黏膜:注意皮肤、黏膜是否有发红、皮疹、破损、水肿等。

(3)头颈部检查:观察两侧瞳孔的大小是否相等,是否同圆,对光反射是否灵敏;注意患者是否颈部强直。

(4)四肢躯干检查:注意脊柱发育是否正常、是否有压痛及叩击痛,是否活动受限;是否有肢体活动障碍和感觉缺失,检查肌力及肌张力是否正常;患者行走、卧、坐、立时姿势是否异常。

(5)神经反射:是否有腱反射异常,是否有病理反射及脑膜刺激征。

3. 辅助检查　评估 CSF 是否检测 HSV-IgM、-IgG 抗体;脑电图是否在一侧颞叶、额叶可见弥漫性高波幅慢波;评估头颅 MRI 检查结果;CSF 压力是否轻或中度升高,有核细胞数是否增多,蛋白质是否轻、中度增高,糖与氯化物是否正常。

4. 心理-社会评估　单纯疱疹病毒性脑炎患者出现轻偏瘫、轻微的意识和人格改变等,部分患者出现精神行为异常而就诊于精神科,患者和家属很难接受。应评估患者及照顾者的心理反应、对疾病的认识程度、经济状况及家属对患者的关心程度和对疾病治疗的支持情况。

(八)护理诊断/问题

1. 体温过高　与病毒感染有关。

2. 急性疼痛　与疱疹及颅内感染有关。

3. 躯体活动障碍　与神经功能损害所致的偏瘫有关。

4. 有受伤害的危险　与抽搐发作、精神行为异常有关。

5. 营养失调(低于机体需要量)　与反复呕吐及摄入不足有关。

6. 有窒息的危险　与抽搐发作时口腔和支气管分泌物增多有关。

(九)护理目标

1. 患者体温降至正常范围。

2. 患者能叙述疼痛的原因,能正确运用缓解疼痛的方法,疼痛程度减轻。

3. 患者能适应卧床或生活自理能力降低的状态,能采取有效的沟通方式表达自己的需要,生活需要得到满足,舒适感增强。

4. 患者未受到伤害。

5. 患者能正常进食,营养状况逐步改善。

6. 患者未发生窒息。

(十)护理措施

1. 一般护理

(1)休息与活动:保持病室安静,温湿度适宜,指导患者卧床休息,减少活动,减少患者家属的探视。

(2)基础护理:保持床单位清洁;给予口腔护理,减少因发热、呕吐等引起的口腔不适;加强皮肤护理,及时更换衣物,保持皮肤清洁干燥。

2. 病情观察　严密观察患者的意识状态、瞳孔、呼吸等生命体征变化,并结合其伴随症状正确判断患者的病情变化,如患者出现脑疝等并发症,备好抢救药品及器械,积极配合抢救。

3. 用药护理　抗病毒药物治疗的主要不良反应有谵妄、震颤、皮疹、血尿、血清转氨酶升高、肾功能损害及骨髓抑制等，一般停药后可恢复。药物使用过程中需定期查血、尿常规，肝、肾功能。

4. 高热的护理

(1)病室环境：室温维持在 20～23.9 ℃，湿度在 20％～70％之间，保持空气流通。

(2)活动：发热患者应减少活动，指导卧床休息，并观察热型及伴随症状，缓解头痛、肌痛等症状。

(3)补液：鼓励患者多饮水，必要时静脉补液，出汗后及时更换衣物，注意保暖。

(4)降温方法：通过温水擦浴、冰袋和冷毛巾外敷等措施物理降温，注意补充水分。必要时遵医嘱使用药物降温，注意药物的剂量，尤其对年老体弱及伴有心血管疾病者应防止出现虚脱或休克现象。

(5)监测体温变化及伴随症状：每 4 小时测体温 1 次，体温超过 37.5 ℃时，及时给予物理降温或药物降温，防止高热惊厥，并记录降温效果。严密监测发热类型及伴随全身中毒症状的程度。

(6)基础护理：做好口腔护理和皮肤护理，促进患者舒适。

5. 安全的护理

(1)对于精神行为异常的患者：护士应加强巡视，床旁有人陪伴，禁止独自外出。一旦出现冲动行为，护理人员须冷静、沉着、果断并加以制止，防止事态扩大，并立即与医师联系，给予相应处理。必要时使用约束带约束，并用床边护栏保护。

(2)抽搐发作时：应立即松开衣领和裤带，取下活动性义齿，及时清除口鼻腔分泌物，保持呼吸道通畅；放置压舌板于上、下臼齿之间，防止舌咬伤；当患者谵妄躁动时，可在其家属知情同意下给予约束，勿强行按压肢体。约束患者时需注意以下几点：

1)约束患者时一定向患者家属讲解约束的原因及危害。

2)约束时注意维持肢体的功能性位置，观察约束带的松紧度、皮肤的温度及颜色、肢体的运动度。

3)约束带使用过程中，护士定时巡视，床旁专人陪伴。

4)长期约束时，至少每 2 小时解除约束 5 分钟，改变患者姿势及协助肢体被动运动。

6. 饮食护理　意识障碍的患者给予鼻饲饮食，制订饮食计划表，保证患者摄入足够的热量；注意食物的搭配，增加患者的食欲；频繁呕吐不能进食者，给予静脉补液，维持水电解质平衡。

(十一)健康指导

1. 疾病知识指导　向患者和家属讲解本病的病因、主要症状和体征、危险因素、主要的检查、治疗及护理，指导患者配合治疗和护理，注意卧床休息，保持情绪稳定。

2. 用药指导　严格按医嘱用药，观察用药反应，不可随意改量，讲解可能出现的副作用等。

3. 饮食指导　改变不良饮食习惯，多吃蔬菜、水果、蛋类、鱼类、肉类和豆类等，保持营养均衡。避免饥饿和暴饮暴食，戒烟酒。

4. 日常生活指导　养成良好的生活习惯，保证充足睡眠，适当体育锻炼，增强抵抗力。避免受凉、淋雨，预防感染。保持情绪稳定，注意手部卫生。

（十二）护理评价

通过治疗及护理，患者是否：①体温降至正常范围，舒适感增强；②能叙述激发或加重头痛的因素，能正确运用缓解头痛的方法，头痛程度减轻；③能适应卧床或生活自理能力降低的状态，能采取有效的沟通方式表达自己的需要，生活需要得到满足，无压疮发生；④无外伤发生；⑤进食量充足，营养状况改善；⑥无窒息，及时清除口鼻腔分泌物。

三、病毒性脑膜炎患者的护理

病毒性脑膜炎（viral meningitis）是一组由各种病毒感染引起的脑膜急性炎症性疾病，多为急性起病，主要表现为病毒感染的全身中毒症状，如发热、头痛、畏光、恶心、呕吐、肌痛、食欲减退、腹泻和全身乏力等，并伴有脑膜刺激征，是临床常见的无菌性脑膜炎（aseptic meningitis）。通常儿童病程常超过 1 周，成人病程可持续 2 周或更长。本病大多呈良性过程，是一种自限性疾病。

（一）病因与发病机制

85％～95％的病毒性脑膜炎由肠道病毒引起，该病毒属于微小核糖核酸病毒科，有 60 多个不同亚型，最常见的三种致病病毒为脊髓灰质炎病毒、柯萨奇病毒 A 和 B、埃可病毒，其次为流行性腮腺炎、单纯疱疹病毒和腺病毒等。

肠道病毒主要经粪-口途径传播，少数经呼吸道分泌物传播。大部分病毒在下消化道发生最初感染，肠黏膜细胞有与肠道病毒结合的特殊受体，病毒经肠道入血后产生病毒血症，再经脉络丛进入脑脊液侵犯脑膜。

（二）病理生理

脑膜弥漫性增厚，镜下可见脑膜有炎症细胞浸润，侧脑室和第四脑室脉络丛可见淋巴细胞浸润，伴室管膜内层血管壁纤维化，脑基底软脑膜炎伴纤维化。

（三）临床表现

1.本病在夏秋季高发，儿童多见，成人也可患病。多为急性或亚急性起病，有发热、头痛、恶心、呕吐、畏光、肌痛、食欲减退、腹泻、脑膜刺激征等表现，头痛多在额部或眶后，儿童病程常超过 1 周，成人病程可持续 2 周或更长时间。

2.临床表现可因患病的免疫状态、年龄和病毒种类及亚型的不同而有所变化，肠道病毒71 型脑炎可发生手-足-口综合征，埃可病毒 9 型脑膜炎可发生非特异性皮疹，幼儿可出现发热、呕吐等症状，而颈强轻微甚至阙如。

（四）辅助检查

1.脑脊液常规检查　脑脊液压力正常或升高。白细胞正常或增高，淋巴细胞增高明显，蛋白含量可增高，糖含量正常或降低，氯化物含量正常。

2.免疫学检查　双份血清及脑脊液通过免疫荧光技术或放射免疫技术可检测到 IgM 或病毒抗原。

（五）诊断

诊断依据为急性起病的全身感染中毒症状、脑膜刺激征，CSF 淋巴细胞轻、中度增高，血白细胞计数不高，除外其他疾病，CSF 病原学检查有助于确诊。

（六）治疗原则及要点

药物治疗主要是对症治疗、支持治疗和防治并发症。对症治疗如剧烈头痛可用止痛药，癫痫发作可首选卡马西平或苯妥英钠,抗病毒治疗可缩短病程和减轻症状,脑水肿可适当应用脱水药。目前临床上肠道病毒感染的试验用药有免疫血清球蛋白和抗微小核糖核酸病毒药物。

（七）护理评估

1.健康史

(1)起病情况:了解患者是否有发热、周身不适等前驱症状,是否有腹痛、腹泻、咽痛、皮疹、腮腺炎等病毒感染症状,是否有剧烈头痛、恶心、呕吐及脑膜刺激征。

(2)病因与危险因素:发病前是否患呼吸道疾病及肠道疾病,是否有鼻窦炎、中耳炎、拔牙后感染,发病前是否患有面部疖肿、痈等。

(3)既往病史:既往身体状况、免疫状态。

(4)生活方式与饮食习惯:有无不良生活习惯,如缺乏体育锻炼、是否食用不洁食物等。

2.身体状况

(1)一般状态:监测血压、脉搏、呼吸、体温是否异常;观察患者有无意识障碍,有无认知、情感和意志行为方面的异常,如错觉、幻觉、情感淡漠等;是否消瘦、肥胖等;评估患者及家属对病毒性脑膜炎的认识程度。

(2)头颈部检查:观察两侧瞳孔的大小是否相等,是否同圆及对光反射是否灵敏;注意是否头部活动受限,颈部是否抵抗,是否颈部强直。

(3)神经反射:是否有深、浅感觉,腱反射异常,有无病理反射及脑膜刺激征。

3.辅助检查　评估脑脊液常规检查和免疫学检查结果,脑脊液压力是否正常或升高、白细胞正常或增高、淋巴细胞增高明显、蛋白含量增高、糖含量正常或降低、氯化物含量正常。

4.心理-社会评估　病毒性脑膜炎常出现发热、头痛、恶心、呕吐等全身中毒症状,同时可有脑膜刺激征,还需要做腰椎穿刺术来确定诊断,很多患者及其家属都很恐惧。应评估患者及照顾者对疾病的认识程度、家庭条件与经济状况、患者的心理反应及家属对患者的关心程度和对疾病治疗的支持情况。

（八）护理诊断/问题

1.急性疼痛　与脑膜刺激征致头痛有关。

2.体温过高　与病毒感染有关。

3.有体液不足的危险　与反复呕吐、腹泻导致失水有关。

4.潜在并发症　脑疝。

5.恐惧　与剧烈头痛、头晕及担心腰椎穿刺术有关。

6.有受伤的危险　与头晕有关。

7.知识缺乏　缺乏本病的相关知识。

（九）护理目标

1.患者能叙述激发或加重头痛的因素,疼痛程度减轻。

2.患者体温降至正常范围。

3.能保证机体所需热量、水分、电解质的摄入。

4.患者意识障碍程度逐渐减轻,意识恢复正常。

5.对疾病有所认识,恐惧感减轻。

6.患者无受伤发生,掌握减轻头晕的方法。

7. 了解本病的相关知识。

（十）护理措施

1. 一般护理

（1）病室环境：为患者提供安静环境，避免声光刺激，以免加重患者因发热引起的烦躁不安、头痛及精神方面不适感。

（2）促进舒适：内衣以棉制品为宜，应勤洗勤换，且不易过紧，床单保持清洁、干燥、无渣屑。

（3）做好基础护理：给予口腔护理，减少患者因高热、呕吐引起的不适感，并防止感染。给予皮肤护理，防止降温后大量出汗带来的不适。

2. 病情观察

（1）监测指标：严密观察患者的意识、瞳孔及生命体征的变化。积极配合医生治疗，给予降低颅内压的药物，减轻脑水肿引起的头痛、恶心、呕吐等，防止脑疝的发生。保持呼吸道通畅，及时清除呼吸道分泌物，定时叩背、吸痰，预防肺部感染。

（2）头痛的监测：评估患者头痛的性质、程度及规律，恶心、呕吐等症状是否加重。患者头痛时嘱其卧床休息，改变体位时动作要缓慢。讲解减轻头痛的方法，如深呼吸、倾听音乐、引导式想象、生物反馈治疗等。

（3）呕吐的监测：观察患者呕吐的特点，记录呕吐的次数及呕吐物的性质、量、颜色、气味。遵医嘱给予止吐药，促使患者逐步恢复正常饮食和体力。指导患者少量、多次饮水；剧烈呕吐不能进食或严重水电解质失衡时，给予外周静脉营养；准确记录24小时出入量，观察患者有无失水征象，依失水程度不同，患者可出现软弱无力、口渴、皮肤黏膜干燥和弹性减低、尿量减少、尿比重增高等表现。

3. 用药护理

（1）使用脱水药物时，要保证药物滴注时间、剂量准确，注意观察患者的反应及皮肤颜色、弹性的变化，记录24小时出入量，注意监测肾功。

（2）应用阿昔洛韦时注意观察患者有无谵妄、皮疹、震颤及血清转氨酶暂时增高等副作用。

4. 病室环境护理　保持室内环境安静，光线柔和、无刺激，治疗及护理尽量集中进行，限制家属探视，地面清洁、干燥。危险物品应远离患者，如床旁桌上不能放置暖瓶、水果刀、热水杯，床单位有保护性床栏。患者变换体位时动作缓慢。

5. 饮食护理　给予营养丰富的食物，如鸡蛋、牛奶、豆制品、瘦肉等，有利于增强抵抗力；长期卧床的患者易引起便秘，应多食粗纤维食物，如芹菜等；应用脱水剂期间，鼓励患者多食含钾高的食物如香蕉、橘子等；不能经口进食者，遵医嘱给予鼻饲，根据患者的状况制订饮食计划表以满足患者机体需要。

6. 并发症护理

（1）脑疝：密切观察患者是否有头痛加剧、喷射性呕吐、躁动不安、血压升高、脉搏减慢、呼吸不规则、双侧瞳孔不等大、意识障碍加重等脑疝的先兆表现，一旦出现，立即报告医生。

（2）抽搐：患者发生抽搐发作时，做好安全护理。

（十一）健康指导

1. 疾病知识指导　帮助患者及家属了解本病的病因、发病机制、临床表现、治疗及预后；

指导掌握本病的防治措施和自我护理方法；教会患者及家属检查颈强的方法，如出现头痛、恶心、呕吐、肌痛、颈强阳性等表现，要及时就医。

2. 用药指导　脱水药应快速滴注，不可随意调节滴速，讲解静脉输注脱水药后尿量增多是正常现象，消除患者焦虑情绪。

3. 饮食指导　多食瘦肉、鱼、豆制品、水果、蔬菜等高蛋白和高维生素食物。

4. 日常生活指导　养成良好的生活习惯，饮食有规律。指导家属消毒隔离知识，养成良好的卫生习惯。

（十二）护理评价

通过治疗及护理，患者是否：①能尽量避免诱发或加重头痛的因素，能有效运用减轻头痛的方法，头痛减轻或缓解；②体温恢复正常；③摄入足够的热量、水分、电解质和各种营养素，营养状态改善；④意识障碍程度逐渐减轻，意识恢复正常；⑤正确认识疾病，不恐惧；⑥未发生外伤；⑦了解本病的相关知识。

四、化脓性脑膜炎患者的护理

化脓性脑膜炎（purulent meningitis）又称软脑膜炎，是由化脓性细菌所致脑脊膜炎症，脑和脊髓的表面轻度受累，是中枢神经系统常见的化脓性感染。起病前可有上呼吸道感染史，主要临床表现为发热、头痛、呕吐、意识障碍、偏瘫、失语及脑膜刺激征等。通常急性起病，好发于婴幼儿和儿童。

（一）病因与发病机制

化脓性脑膜炎最主要的致病菌为肺炎链球菌、脑膜炎双球菌及 B 型流感嗜血杆菌，其次为金黄色葡萄球菌、链球菌、大肠杆菌、变形杆菌、厌氧杆菌等。致病菌可通过外伤、直接扩延、血液循环或脑脊液等途径感染软脑膜和（或）蛛网膜。

（二）病理生理

基本病理改变是软脑膜炎、脑膜血管充血和炎性细胞浸润。主要表现为：①软脑膜及大脑浅表血管充血，脑组织表面被蛛网膜下腔的大量渗出物覆盖，脑沟及脑基底池脓性分泌物沉积；②脑膜有炎性细胞浸润，早期以中性粒细胞为主，晚期以淋巴细胞、浆细胞为主；③蛛网膜纤维化，渗出物被局部包裹；④室管膜和脉络膜有炎性细胞浸润，血管充血，可有静脉血栓形成；⑤脑实质偶有局灶性脓肿存在。

（三）临床表现

1. 感染症状　本病多为暴发型或急性起病，有发热、畏寒等上呼吸道感染症状。

2. 颅内压增高　出现头痛、呕吐、意识障碍等表现，腰椎穿刺时可见颅内压明显升高，甚至形成脑疝。

3. 脑膜刺激征　表现为颈项强直、Kernig 征和 Brudzinski 征阳性。新生儿、老年人或昏迷患者脑膜刺激征通常不明显。

4. 局灶症状　脑实质受累时可出现神经功能损害的症状，如意识障碍、偏瘫、精神症状等，部分患者可有癫痫发作。

5. 其他症状　双球菌脑膜炎菌血症时开始出现的为弥散性红色斑丘疹，迅速转变成皮肤瘀点，主要分布于躯干、下肢、黏膜和结膜，偶见手掌及足底。

（四）辅助检查

1.脑脊液检查　压力常升高，外观呈混浊或呈脓性；蛋白升高，糖含量下降和氯化物降低；细胞数明显升高，CSF涂片革兰染色及细菌培养阳性。

2.血常规　白细胞计数可增加，通常为$(10\sim30)\times10^9/L$。

3.影像学检查　MRI随病情进展，T_1相显示蛛网膜下腔高信号，不规则强化，T_2相呈脑膜高信号。

（五）诊断与鉴别诊断

1.诊断　依据急性起病，有发热、头痛、呕吐等症状，查体有脑膜刺激征，脑脊液白细胞明显升高、压力升高，应考虑本病。确诊须有脑脊液细菌涂片检出病原菌、血细菌培养阳性等病原学证据。

2.鉴别诊断

（1）病毒性脑膜炎：脑脊液白细胞计数通常低于$1000\times10^6/L$，糖及氯化物一般正常或稍低，细菌培养或细菌涂片结果阴性。

（2）结核性脑膜炎：亚急性起病，脑神经损害常见。脑脊液检查白细胞计数升高不如化脓性脑膜炎明显，病原学有助于进一步鉴别。

（3）隐球菌性脑膜炎：起病隐匿，病程迁延，脑神经以视神经常见受累，脑脊液白细胞通常低于$500\times10^6/L$，以淋巴细胞为主，乳胶凝集试验可检测出隐球菌抗原，墨汁染色可见新型隐球菌。

（六）治疗原则及要点

1.抗生素治疗　未确定病原菌时，首选三代头孢曲松或头孢噻肟，因其可透过血脑屏障，在脑脊液中达到有效浓度。如确定病原菌为肺炎球菌，对青霉素敏感者可用大剂量青霉素，成人每天2000万～2400万U，儿童每天40万U/kg，分次静脉滴注，对其耐药者，可选头孢曲松，必要时联合万古霉素治疗；如确定病原菌为脑膜炎球菌，首选青霉素；如确定病原菌为铜绿假单胞菌，可选头孢他啶。

2.激素治疗　通常给予地塞米松10 mg静脉滴注，连用3～5天。

3.对症治疗　颅压高给予脱水降颅压，癫痫发作给予抗癫痫药物。

（七）护理评估

1.健康史

（1）起病情况：起病是否为急性，是否有发热、呼吸道感染等前驱症状。询问起病的时间、方式、病程，有无颅内压升高及脑膜刺激征。

（2）病因与危险因素：发病前有无发热、寒战或上呼吸道感染表现及肠道疾病，是否患鼻窦炎、中耳炎等。

（3）既往病史：既往身体状况，目前用药情况。

（4）生活方式与饮食习惯：有无不良生活习惯，如生活不规律、吸烟及酗酒史。

2.身体状况

（1）一般状态：监测血压、脉搏、体温是否异常；观察患者有无错觉、幻觉、情感淡漠等，全身皮肤黏膜是否完好，是否有丘疹等。

（2）营养状况：是否消瘦、恶病质或明显肌肉萎缩，是否肥胖等。

（3）头颈部检查：头部活动是否受限，颈部是否抵抗，有无颈部强直。

(4)四肢躯干检查:是否有肢体活动障碍和感觉缺失,患者行走和站立时步态姿势是否异常。检查患者的肌力和肌张力,是否深浅感觉减退,各种反射是否正常,有无病理反射及脑膜刺激征等。

3.辅助检查 评估血白细胞计数;评估脑脊液:压力是否升高,外观是否呈混浊或呈脓性,是否蛋白升高,糖含量下降和氯化物降低,细胞数是否明显升高,CSF 涂片是否革兰染色及细菌培养阳性;MRI 检查是否 T_1 相显示蛛网膜下腔高信号,不规则强化,T_2 相呈脑膜高信号。

4.心理-社会评估 化脓性脑膜炎患者出现头痛、呕吐、意识障碍或偏瘫,甚至出现脑疝,危及患者生命,患者及家属精神和经济负担会加重。应评估患者的心理反应、患者及家属对疾病的认识程度及对治疗护理的支持情况。

(八)护理诊断/问题

1.急性意识障碍 与中枢神经系统、脑实质损害有关。

2.体温过高 与细菌感染有关。

3.急性疼痛 与颅内感染致头痛有关。

4.营养失调(低于机体需要量) 与反复呕吐及摄入不足有关。

5.潜在并发症 脑疝。

6.有皮肤完整性受损的危险 与散在的皮肤瘀点有关。

7.躯体活动障碍 与神经功能损害所致的偏瘫有关。

(九)护理目标

1.患者意识障碍程度逐渐减轻,意识恢复正常。

2.患者体温降至正常范围。

3.患者能叙述激发或加重头痛的因素,能正确运用缓解头痛的方法,头痛程度减轻。

4.患者能正常进食,营养状况逐步改善。

5.患者未发生脑疝,出现脑疝的先兆表现时,能采取积极抢救措施。

6.患者皮肤完整。

7.患者在协助下生活可自理,主动进行功能锻炼。

(十)护理措施

1.一般护理

(1)病室环境:保持病室安静,经常通风,用窗帘适当遮挡,避免强光刺激,减少患者家属的探视。

(2)基础护理:保持口腔清洁,保持皮肤清洁干燥,特别是皮肤有瘀点、瘀斑时,避免搔抓破溃。

2.病情观察

(1)监测指标:加强巡视,密切观察患者的意识、瞳孔、生命体征及皮肤瘀点、瘀斑的变化,婴儿应注意观察囟门。若患者意识障碍加重、呼吸节律不规则、双侧瞳孔不等大、光反射迟钝、躁动不安等,提示脑疝的发生,应立即通知医生,配合抢救。

(2)备好抢救药品及器械:抢救车、吸引器、简易呼吸器、氧气装置等。

3.用药护理 给予抗生素皮试前,询问有无过敏史。指导患者不得饮酒,用药期间监测患者的血象、血培养、血药敏等检查结果,了解患者是否有不适主诉;严格遵医嘱用药,保证用药时间、剂量的准确,询问患者有无心悸、出汗;注意保暖,预防交叉感染。使用脱水药时,保证药物按时、准确滴注,注意观察患者的反应及皮肤颜色、弹性的变化,避免药液外渗。

4.饮食护理 按患者的热量需要制订饮食计划,保证足够的热量摄入。频繁呕吐不能进食者,给予静脉输液,维持水电解质平衡。

5.并发症护理

(1)颅内压增高:如程度严重,进展急速,则可发生颞叶钩回疝或枕骨大孔疝。遵医嘱及早采用脱水药,密切观察患者的意识、瞳孔及生命体征的变化,备好抢救药品,配合抢救。

(2)脑性低钠血症:患者表现嗜睡、惊厥、昏迷、浮肿、全身软弱无力、四肢肌张力低下、尿少等症状。鼓励患者进食,必要时给予鼻饲饮食,或遵医嘱给予静脉输注营养物质和电解质。

(3)脑积水:是由于脓性渗出物易堵塞狭小孔道或发生粘连而引起脑脊液循环障碍而产生,向患者讲解早期治疗的必要性,严格遵医嘱治疗,并观察治疗效果。

(十一)健康指导

1.疾病知识指导 指导患者和家属了解本病的病因、主要临床表现和体征,积极配合治疗和护理的重要性。介绍治疗本病所需的辅助检查,消除患者的恐惧心理。

2.用药指导 早期明确病原菌,选择抗生素进行治疗。保证给予适当、足量抗生素,不可减少药物剂量和改变给药方法。

3.饮食指导 改变不良饮食习惯,多吃蔬菜、水果、鱼类和豆类等。注意食物的搭配,增加患者的食欲。

4.日常生活指导 建立良好的生活制度,注意保暖,进行必要的户外活动以增强身体抵抗力;减少与患呼吸道感染的患者接触;新生儿脑膜炎的预防则与围生期保健有关,应彻底治疗产妇感染。新生儿如暴露在严重污染环境中,则应使用抗生素预防。

(十二)护理评价

通过治疗及护理,患者是否:①意识障碍程度逐渐减轻,意识恢复正常;②体温降至正常范围,舒适感增强;③头痛症状减轻,能叙述激发或加重头痛的因素,能正确运用缓解头痛的方法;④按要求进食,进食量充足,营养状况逐步改善;⑤发生脑疝,如发生脑疝经采取积极措施抢救并成功;⑥周身皮肤完整;⑦配合功能锻炼,躯体活动能力增强。

五、结核性脑膜炎患者的护理

结核性脑膜炎(tuberculous meningitis, TBM)是由结核杆菌所引起的脑膜非化脓性炎症性疾病。多起病隐袭,病程较长,症状轻重不一,主要表现为结核中毒症状、颅内压增高和脑膜刺激症状,此外还表现为脑实质及脑神经的损害。本病好发于幼儿及青壮年,冬春季高发,婴幼儿及老年人一般预后较差。

(一)病因与发病机制

结核杆菌通过血行直接播散或血行经脉络丛播散;脑实质或脑膜干酪灶破溃蔓延;脊柱、颅骨等部位结核灶直接蔓延等进入脑膜和软脑膜形成结核结节,当抵抗力下降或发生变态反应时,结节破溃,大量结核菌进入蛛网膜下腔,引起结核性脑膜炎。

(二)病理生理

病理主要表现颅底脑膜单核细胞渗出为主,脑膜和脑表面可见结核结节,脑积水可导致脑室扩张,可有室管膜渗出或肉芽肿室管膜炎。

（三）临床表现

本病多起病隐袭，病程较长，症状轻重不一，自然病程发展，首发症状表现为低热、盗汗、食欲减退、倦怠、精神萎靡等结核中毒症状，颅内压增高时表现为头痛、呕吐、视乳头水肿、脑膜刺激征阳性，出现脑实质损害时表现为意识改变、精神症状、癫痫发作、肢体瘫痪。炎性渗出物损害脑神经时可表现为瞳孔不等大、眼睑下垂、视力减退、复视和面神经麻痹等。

（四）辅助检查

1.脑脊液检查

（1）一般检查：外观无色透明或微黄色混浊，可呈毛玻璃状，静止后可有白色纤维薄膜形成。脑脊液压力正常或升高，细胞数增高，其中淋巴细胞显著增多，蛋白增高，糖及氯化物下降。

（2）免疫学检查：通过补体结合试验、双向弥散试验、免疫荧光试验等检查脑脊液中的特异性抗体。

（3）分子生物学检查：通过核酸指纹技术、核酸探针技术检测结核菌。

2.头 CT/MRI　可见脑基底池渗出、脑实质病变、脑积水、脑梗死病灶。

3.血沉　部分患者有血沉增高。

（五）诊断与鉴别诊断

1.诊断　根据结核病史和接触史，出现头痛、呕吐症状，脑膜刺激征，结合 CSF 淋巴细胞增多及糖含量减低等特征性改变，CSF 抗酸涂片、结核分枝杆菌培养和 PCR 检查等可作出诊断。

2.鉴别诊断

（1）隐球菌脑膜炎：结核性脑膜炎的临床经过、表现和 CSF 改变与隐球菌脑膜炎很相似，应尽量寻找结核菌和新型隐球菌感染的实验室证据。

（2）其他：如病毒性脑膜炎、部分治疗的细菌性脑膜炎、梅毒和肿瘤等，可通过涂片、培养、血清学及细胞学检查等鉴别。

（3）脑结核瘤：极少数患者合并，表现连续数周或数月逐渐加重的头痛，伴有痫性发作及急性局灶性脑损伤，CT 增强显示大脑半球单发病灶，CSF 检查通常多为正常。

（六）治疗原则及要点

1.抗结核治疗　早期、联合、足量、长期、顿服地应用抗结核药物是治疗结核性脑膜炎的关键。早期应用可增加药物的敏感性，联合用药可增强疗效并防止耐药性的产生，足量用药可保障药物浓度，长期规律性服药可巩固治疗效果，顿服可提高血药高峰浓度、延长药物浓度时间、确保疗效（表 1-1）。

表 1-1　抗结核药物的使用方法

药物	成人每日用量（g）	每日用药次数	给药途径	用药持续时间
异烟肼	0.6	1	静脉/口服	1～2 年
利福平	0.6	1	口服	6～12 个月
吡嗪酰胺	1.5	3	口服	2～3 个月
链霉素	0.75	1	肌注	3～6 个月
乙胺丁醇	0.75	1	口服	2～3 个月

2.激素治疗　可减轻疾病的中毒症状，抑制炎症反应及脑水肿的发生。成人常选用泼尼

松 60 mg 口服,3～4 周后逐渐减量,2～3 周内停药。

3. 对症治疗　保障营养摄入,维持水、电解质平衡,及时补充液体及电解质。

(七)护理评估

1. 健康史

(1)起病情况:评估其发病是隐匿起病还是急性或亚急性起病,有无低热、盗汗、食欲减退等表现。

(2)病因与危险因素:发病前是否有结核病或卡介苗接种史。

(3)既往病史:既往检查、治疗经过及预后、目前的用药情况、身体状况等。

(4)生活方式与饮食习惯:是否过度劳累、作息不规律、有无烟酒嗜好等。

2. 身体状况

(1)一般状态:监测呼吸、体温是否异常,观察患者是否精神萎靡、谵妄或意识模糊,观察患者是否消瘦。

(2)皮肤与黏膜:观察全身皮肤、黏膜是否完好,是否有压疮或外伤等。

(3)头颈部检查:观察两侧瞳孔是否等大同圆,对光反射是否灵敏,评估头部活动是否受限,颈部是否强直。

(4)四肢躯干检查:注意脊柱是否有畸形、压痛及叩击痛,是否活动受限;是否有肢体活动障碍和感觉缺失;是否有指(趾)发育畸形、弓形足。

(5)神经反射:是否深、浅感觉腱反射异常;是否存在病理反射及脑膜刺激征。

3. 辅助检查　评估脑脊液颜色、性质、压力、细胞数以及糖、氯和蛋白的含量;是否监测出脑脊液中的特异性抗体;是否对脑脊液抗酸染色法进行结核菌培养;头 CT/MRI 是否可见脑基底池渗出、脑实质病变、脑积水以及脑梗死病灶;评估有无血沉增高。

4. 心理-社会评估　结核性脑膜炎常出现低热、盗汗、精神萎靡不振、食欲减退等结核中毒症状,如未及时治疗,可出现淡漠、谵妄、癫痫发作、意识改变等脑实质损害,其临床表现多样、病程较长,患者及照顾者心理压力较大,经济负担较重,评估患者对疾病的认知程度、家庭状况,是否有不良情绪。

(八)护理诊断/问题

1. 知识缺乏　缺乏本病的相关知识。

2. 营养失调(低于机体需要量)　与机体消耗增加、食欲减退等有关。

3. 体温过高　与结核分枝杆菌感染有关。

4. 潜在并发症　脑疝。

5. 焦虑　与病程较长、结核中毒症状等有关。

6. 有窒息的危险　与颅内压增高有关。

7. 有受伤的危险　与脑实质损害有关。

(九)护理目标

1. 患者对疾病有所了解,配合治疗,患者树立起战胜疾病的信心和勇气。

2. 保障营养支持,改善营养状况。

3. 控制体温在正常范围内,患者能配合物理降温。

4. 防止脑疝发生,出现脑疝时及时发现并配合抢救。

5. 患者对疾病有所认识,焦虑情绪减轻。

6.防止窒息发生,及时清除呕吐物。

7.防止受伤发生。

(十)护理措施

1.一般护理

(1)为患者提供安全、舒适、健康的环境,避免不良刺激;保持床单位清洁、干燥、无渣屑,减少机械性刺激。

(2)制订全面的饮食营养计划,保障水分摄入。增加饮食的品种,增强患者的食欲,监测患者的体重并做好记录。必要时给予静脉营养支持或留置胃管。

(3)做好基础护理,如口腔护理、皮肤护理等,防止并发症的发生。

(4)给予患者心理护理,鼓励患者表达自己的感受,关心、尊重患者,增强患者战胜疾病的信心。

2.病情观察

(1)密切观察患者生命体征变化,注意发热的过程、热型、持续时间及伴随症状,观察患者的意识状态。

(2)观察患者有无颅内压增高的表现,是否存在 Kernig 征、布鲁津斯基征等脑膜刺激征。遵医嘱准确及时用药,并密切观察用药反应。

(3)观察患者有无脑实质损害的表现,如淡漠、谵妄、妄想等。加强患者的安全护理,抽搐发作时避免患者窒息及受伤。

(4)观察患者是否瞳孔不等大、眼睑下垂等。

3.用药护理

(1)指导患者严格遵医嘱正确用药,可在早饭前或晚饭后 1 小时,一次顿服。注意观察药物的不良反应,如应用异烟肼预防周围神经病的发生,应用链霉素定期检测听力,应用利福平、吡嗪酰胺时检测是否有肝脏损伤。做好用药指导,讲解抗结核药物的副作用,便于患者自我监测。

(2)如患者尿液出现橘黄色,告知患者是由服用抗结核药物利福平引起,属正常反应,消除其紧张情绪。

(3)皮质类固醇可出现向心性肥胖、血糖升高、电解质紊乱、消化道溃疡等并发症,在应用时定期监测血压、血糖的变化,不得自行加减药量或停药,以免引起"反跳"现象。

4.安全护理

(1)房间宽敞明亮,地面无障碍物,以免因患者精神萎靡、全身倦怠无力等造成意外伤害。患者卧床休息时适当给予床挡、护栏等保护性器具。

(2)患者呕吐或抽搐发作时,保持呼吸道通畅,及时清理呕吐物或分泌物,防止窒息发生。

5.并发症护理　脑神经损害以动眼神经、展神经、面神经及视神经损害为主,可出现视力减退、面神经麻痹等。给予患者相应护理,以改善血液循环,促使功能恢复,预防眼部并发症,并嘱进行功能锻炼,同时加强心理护理。

(十一)健康指导

1.疾病知识指导　指导患者掌握自我护理方法,保护易感人群。

2.用药指导　强调遵医嘱的重要性,讲解药物可能带来的不良反应,出现不良反应时及时与医生沟通。

3.饮食指导　加强营养,维持水、电解质的平衡。定期监测体重。

4.日常生活指导　指导患者应保证充足的睡眠和休息,运动时不可过激过量,劳逸结合,戒烟酒。

（十二）护理评价

通过治疗及护理,患者是否:①对疾病相关知识有所了解,积极配合治疗;②按要求进食,进食量充足,营养状况逐步改善;③体温降至正常范围,舒适感增强;④未发生脑疝,如发生脑疝经采取积极措施抢救并成功;⑤情绪平稳,无焦虑情绪;⑥发生窒息;⑦发生外伤。

第二节　中枢神经系统脱髓鞘疾病的护理

一、概述

脱髓鞘疾病是一大类病因不相同、临床表现各异,具有共同髓鞘脱失病理特征的获得性疾病总称。髓鞘是包裹在有髓纤维轴突外的脂质细胞膜,由髓鞘形成细胞的细胞膜组成。中枢神经系统的髓鞘是由少突胶质细胞的片状突起包绕有髓神经纤维轴突而形成的脂质细胞膜,具有保护轴索、帮助传导神经冲动和绝缘等作用。

临床上常见的发生于中枢神经系统的脱髓鞘疾病称为脱髓鞘脑病,其神经纤维髓鞘的破坏呈多发性、面积较小的播散性病灶,或由一个或多个小病灶融合成较大病灶。脱髓鞘病损分布于中枢神经系统白质,沿小静脉周围炎性细胞的袖套状浸润。神经细胞、轴突及支持组织保持相对完整,无沃勒变性或继发传导束变性。中枢神经系统脱髓鞘疾病(CNC demyelinating diseases)是一组脑和脊髓以髓鞘破坏或髓鞘脱失病变为主要特征的疾病,脱髓鞘是其病理过程中的特征性表现。

中枢神经系统脱髓鞘疾病包括遗传性和获得性两大类。遗传性脱髓鞘疾病主要指由于遗传因素导致某些酶的缺乏而引起神经髓鞘磷脂代谢紊乱,该类疾病较罕见,表现各异,多有发育迟缓、智力进行性减退、进行性瘫痪、惊厥、肌张力改变、视神经萎缩、共济失调等;获得性中枢神经系统脱髓鞘疾病分为原发性免疫介导的炎性脱髓鞘病和继发于其他疾病的脱髓鞘病。

常见的中枢神经系统脱髓鞘疾病有多发硬化、视神经脊髓炎和急性播散性脑脊髓炎。中枢神经系统脱髓鞘疾病患病率呈逐年上升趋势,患者患病后严重影响正常的工作、学习和生活,护理人员应了解患者及家属心态,鼓励患者积极配合治疗。

二、多发性硬化患者的护理

多发性硬化(multiple sclerosis,MS)是以中枢神经系统白质脱髓鞘为主要病理特点的自身免疫性疾病,主要临床特点为病灶部位的多发性以及时间上的多发性,最常累及的部位是脑室周围白质、视神经、脊髓的传导束、脑干和小脑。

美国多发性硬化学会1996年根据病程将该病分为以下类型(表1-2)。根据病情的转归与预后,多发硬化可分为良性型与恶性型。良性患者在起病10～15年复发频率少,神经系统功能基本良好;恶性多发性硬化起病急且病情进展迅速,神经功能迅速恶化而致死。

表1-2 多发性硬化的临床分型

病程分型	临床表现
复发-缓解型	最常见,占85%,疾病早期出现多次复发和缓解,两次发作间病情稳定,1/2患者转变为继发进展型
继发进展型	患者患病25年后约80%均转为此型,病情进行性加重不再缓解,伴或不伴急性复发
原发进展型	占10%,发病后相当长时间内缓慢进展,发病后神经功能障碍逐渐加重,出现小脑或脑干症状,对治疗反应差
进展复发型	临床较罕见,在原发进展型病程基础上同时伴急性复发

多发硬化呈世界性分布,但各地的发病率不同。如西北欧、美国北部、加拿大南部、新西兰等地发病率最高,亚洲、非洲等发病率较低。本病多发于青壮年,女性多于男性。临床多见亚急性起病,其特点为时间上的多发性(即反复缓解、复发的病程)和空间上的多发性(即病变部位的多发),可有肢体无力、感觉异常、眼部症状、共济失调、发作性症状、精神症状等临床表现。

(一)病因与发病机制

多发硬化的病因与发病机制十分复杂,现大量资料支持MS为自身免疫性疾病,但确切的病因与机制尚未完全明确,目前主要有四种学说。

1.病毒感染 关于青少年时期的环境中的外因,不少学者认为MS与麻疹病毒感染可能有密切关系。嗜神经病毒、人类嗜T淋巴细胞病毒I型曾被高度怀疑,但从未在MS患者脑组织中证实或分离出病毒。

2.自身免疫反应 目前大部分资料支持MS是自身免疫性疾病。MS出现的组织损伤及神经系统的相关症状被认为是直接针对自身髓鞘抗原的免疫反应所致,而导致中枢神经系统白质髓鞘的脱失,出现各种神经功能障碍。

3.遗传因素 MS有明显的家族倾向,15%的MS患者有一个患病的亲属。患者的一级亲属患病风险较一般人群大12~15倍。

4.环境因素 MS的发病率与经纬度有关,愈远离赤道其发病率愈高。MS高危地区患者患病率为40/10万或更高,赤道国家发病率小于1/10万,亚洲与非洲国家为5/10万。我国属于低发病区,但近些年此病患病率有升高趋势。

(二)病理生理

本病的病理特征为中枢神经系统白质内多发性脱髓鞘斑块,伴反应性胶质增生,也可伴有轴突损伤。常发生于侧脑室周围、视神经、脊髓白质、小脑和脑干等处。急性期新鲜病灶呈粉红色,出现充血、水肿、炎性脱髓鞘性改变、血管周围袖套状、以淋巴细胞为主的浸润。病变晚期轴突崩解,神经细胞逐渐减少,代之以神经胶质形成的硬化斑。

(三)临床表现

绝大多数的多发硬化患者在临床上表现为时间与空间的多发性。多发硬化的体征常多于症状,查体时可见双侧皮质脊髓束或后索受累的体征。由于多发硬化患者大脑、脑干、小脑、脊髓可同时或相继受累,其临床表现依病灶的分布部位及大小而异。

1.运动障碍 最多见,50%患者首发症状为一个或多个肢体无力。一般下肢运动障碍比上肢明显,可表现为偏瘫、截瘫或四肢瘫,其中以不对称瘫痪最常见。腱反射早期正常,随着疾病的发展可转为亢进,腹壁反射消失,病理反射呈阳性。30%~40%的患者有不同程度的共济运动障碍。

2.感觉异常 浅感觉障碍时,表现为肢体、躯干或面部针刺麻木感、蚁走感、瘙痒感以及尖锐、烧灼样疼痛,出现定位不明确的感觉异常。亦可有深感觉障碍。

3.眼部症状 为急性视神经炎的表现,急性起病的单眼视力下降,有时双眼同时受累。早期眼底检查可见视乳头水肿或正常,以后出现视神经萎缩。核间性眼肌麻痹为多发硬化的重要体征,患者向一侧侧视时,对侧眼内收不能,而双眼内聚时则表现正常,提示内侧纵束受累。慢性病例常有眼球震颤的表现。

4.发作性症状 多发硬化在短期内可迅速相继出现大脑、脑干、小脑及脊髓等多灶性损害,甚至强直性抽搐、去皮质状态等。癫痫和疼痛较常见。

5.精神症状 多表现为抑郁、易怒及脾气暴躁等,有部分患者出现欣快、兴奋,也可表现为表情淡漠、嗜睡、反应迟钝、强哭强笑、猜疑及被害妄想等。

6.其他症状 膀胱功能障碍,包括尿急、尿频、尿失禁或潴留。此外,男性患者还可出现原发性或继发性性功能障碍。

(四)辅助检查

1.实验室检查 脑脊液单个核细胞多数正常,急性期可轻度增多,一般在 $15 \times 10^6 / L$ 以内。40%的多发硬化患者 CFS 蛋白轻度增高,70%~90%病例 CFS 中 IgG 量增高。

2.诱发电位 包括视觉诱发电位(VEP)、脑干听觉诱发电位(BAEP)与体感诱发电位(SEP)等,常为发现并无临床表现的亚临床病灶提供依据。50%~90%的多发硬化患者可有一项或多项异常。

3.影像学检查 脑 CT 可查出脑部的早期病损,白质内多灶性低密度斑为主要改变,病灶主要分布在侧脑室周围,其次是半卵圆中心、小脑、中脑及脑桥。头部 MRI 检查是检测多发硬化最有效的辅助检查,比 CT 的分辨率更高,可发现静止的,甚至 2~3 mm 小的 CT 上未能显示的病灶(图 1-1)。

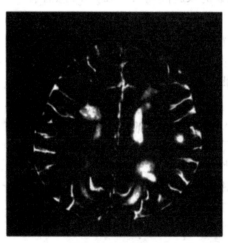

图 1-1 MS 患者 MRI 显示脑室周围白质长 T_2 类圆形病灶

(五)诊断与鉴别诊断

1.诊断 多年来所采用的诊断标准完全基于临床资料而制定:①病史和神经系统检查,表明中枢神经系统白质内同时存在两处以上病灶;②起病年龄在 10~50 岁之间;③有缓解与复发交替的病史;④如可排除其他疾病。符合以上四项临床可诊断为"多发硬化"。

2. 鉴别诊断

(1)急性播散性脑脊髓炎:病前多有感染或疫苗接种史,起病急,病程短,一般不再复发。

(2)脑白质营养不良、脑动脉炎、脑干和脊髓血管畸形伴多次出血发作、干燥综合征、系统性红斑狼疮等,可通过详尽的病史、影像学检查进行鉴别。

(六)治疗原则及要点

1. 本病的治疗原则是控制疾病的急性发作,阻止病情进展,对症支持治疗,预防并发症的发生。

2. 对症治疗　缓解疲劳症状;解除膀胱、直肠等的功能障碍;对于严重痉挛性瘫痪和大腿痛性屈肌痉挛可采用药物治疗。

3. 常用药物治疗

(1)皮质类固醇:为急性发作时首选药物,目的是抑制异常的免疫反应,抗炎并减轻水肿。常用药物有甲泼尼龙,应用于急性活动期,大剂量短程疗法:1 g 加入 5% 葡萄糖 500 mL 中,每日一次静脉滴注;泼尼松:每日 80 mg 口服一周,减量为每日 60 mg 服 5 日,每日 40 mg 服 5日,随后每日减 10 mg,4～6 周为一疗程。

(2)干扰素(interferon-β)疗法:具有免疫调节作用。常见不良反应为流感样症状、胃肠道反应、肝肾功能损害、出血性膀胱炎等。

(3)大剂量免疫球蛋白静脉注射:在复发早期使用可降低复发率。0.4 g/(kg・d),连续3～5 天。发热、面红为常见的不良反应,偶有肾衰、无菌性脑膜炎等发生。

(4)抑制剂:多用于继发进展型多发性硬化,治疗效果尤佳。

(七)护理评估

1. 健康史

(1)起病情况:评估患者复发的次数;评估起病时间及有无伴随症状;有无急性或亚急性起病,急性和隐匿性起病较少见。急性发病者有无卒中样表现,缓慢发病者是否在 1 周至 1月内疾病达到高峰。

(2)病因与危险因素:评估患者近期有无感染;有无家族史;评估患者居住地域等。

(3)既往病史:评估患者有无其他疾病,有无外伤手术等。

(4)生活方式与饮食习惯:评估患者营养摄入是否充足;是否缺乏体育锻炼;是否易感冒;生活是否规律;有无烟酒嗜好等。

(5)其他:评估患者有无过敏史等。

2. 身体状况　评估患者有无运动障碍,是否出现肢体无力及腱反射异常;患者是否出现不同程度的共济运动障碍;病理反射是否呈阳性;评估患者是否出现肢体、躯干或面部定位不明确的感觉异常,如麻木感、束带感、烧灼感及痛温觉减退、缺失等;有无深感觉障碍;评估患者有无视觉障碍,单眼视力下降,或双眼同时受累表现;评估患者有无抽搐等发作性症状及精神症状等;评估患者有无膀胱功能障碍;男性患者有无原发性或继发性性功能障碍。

3. 辅助检查　评估患者脑脊液单个核细胞是否增多,CFS 蛋白是否增高,IgG 量是否增高;评估视觉诱发电位(VEP)、脑干听觉诱发电位(BAEP)与体感诱发电位(SEP)等结果是否异常;CT、MRI 检查是否显示脑部的早期病损。

4. 心理-社会评估　评估患者有无因疾病反复发作而影响工作和生活;评估疾病给患者及家属带来的压力;评估患者及家属的心理状态;评估患者及家属对疾病相关知识的了解。

（八）护理诊断/问题

1.躯体活动障碍　与患者出现运动障碍（偏瘫、截瘫、四肢瘫等）、肢体不能自主活动有关。

2.卫生/进食/如厕自理缺陷　与肢体无力、共济失调或视觉、触觉障碍等有关。

3.营养失调（低于机体需要量）　与疾病所致构音障碍、吞咽困难、饮水呛咳有关。

4.知识缺乏　与患者初次患病缺乏本病知识有关。

5.预感性悲哀　与疾病多次缓解复发、神经功能缺损有关。

6.有便秘的危险　与括约肌功能障碍有关。

7.有感染的危险　与免疫功能低下有关。

8.尿潴留/尿失禁　与膀胱反射功能障碍有关。

9.吞咽障碍　与疾病所致吞咽障碍有关。

（九）护理目标

1.患者的基本活动能够保证，并能保障自己的安全。

2.患者生活能够自理，保证日常生活需要。

3.患者的营养能够正常摄入。

4.患者了解本病的相关知识，能够积极配合治疗与护理。

5.患者心情愉快，能够缓解压力，消除焦虑抑郁情绪。

6.患者能够规律排便。

7.患者无感染发生。

8.患者无尿潴留/尿失禁发生，能够正常排尿。

9.患者无呛咳发生，可正常进食。

（十）护理措施

1.一般护理　病室环境安静舒适，对于行动不便的患者应把常用物品放于随手可及的地方；协助患者更换体位，保持床单位平整、干燥；患肢可增加盖被进行保暖，做好患肢的保护；做好生活护理；吞咽障碍的患者防止呛咳、误吸和窒息，给予营养支持；视力障碍的患者，做好患者的安全防护，避免外伤的发生。

2.病情观察　观察患者的肢体运动情况，给予必要的辅助用具及安全保护措施；患肢出现感觉障碍禁忌用冷、用热；观察患者的二便情况，必要时给予留置导尿、人工取便等；观察患者的营养摄入情况，制订饮食计划。

3.饮食护理　保证患者每日的摄入量，给予高蛋白、高纤维、低糖、低脂，易消化吸收的清淡食物并摄入足够的液体（每日 2500 mL）。进食富含多种维生素、矿物质及纤维素的食物。因延髓麻痹而引起吞咽困难及饮水呛咳的患者，可给予半流质饮食，进食时采取坐位或半坐位，必要时给予鼻饲饮食或肠外营养。

4.康复护理　根据患者的病情制订合理的日常作息时间表。卧床患者协助其取舒适体位；肢体运动障碍的患者，应保持患肢的功能位，指导并协助患者进行患侧肢体的主动运动或被动运动，给予适当按摩，避免活动过度，造成损伤。

5.心理护理　疾病早期由于患者无法正确接受患病的事实而引起心理失衡，疾病多次复发的情况也会严重影响患者的情绪，易出现焦虑恐惧等心理，在日常生活中应多与患者沟通、交流，了解其想法，给予其战胜疾病的信心。

（十一）健康指导

1.疾病知识指导 向患者介绍疾病的基本知识,包括本病的临床特点和诱发因素等。急性期患者应注意休息,缓解期注意规律生活,劳逸结合。

2.日常生活指导 缓解期鼓励患者做力所能及的事情,如做家务、适当进行体育锻炼等。根据气候变化适当增减衣物,注意保暖。因患者常伴有感觉障碍,禁用热水袋等物品,防止烫伤。避免疲劳、感冒、感染、发热、妊娠、分娩等引起复发的因素。

3.用药指导 详细告知患者所用药物的名称、剂量与用法、注意事项及副作用,教会其观察药物的疗效与不良反应。

4.饮食指导 以高蛋白、低糖、低脂、易消化吸收的清淡食物为主,改变不良饮食习惯,多食新鲜蔬菜、水果及粗纤维食物。

5.康复指导 保持患者情绪稳定,使患者能够掌握本病的康复治疗知识和自我护理方法,帮助分析和消除不利于疾病康复的因素。针对患者出现的肢体运动障碍、感觉缺失、二便障碍及吞咽困难等情况,给予有针对性的指导。

6.心理指导 因病情的反复,并进行性加重,容易使患者出现焦虑、抑郁、对治疗失去信心等不良情绪,应指导家属理解患者,在生活上照顾患者同时给予精神支持。

（十二）护理评价

通过治疗与护理,患者是否:①能进行肢体的主动、被动运动;②能完成基本日常生活活动;③能保证营养的供给;④能够说出自己所用的药物及注意事项;⑤心情愉快,积极配合治疗;⑥能够正常排便;⑦发生感染;⑧能够正常排尿;⑨发生呛咳。

三、视神经脊髓炎患者的护理

视神经脊髓炎(neuromyelitis optica,NMO)是一种主要累及视神经与脊髓的炎性脱髓鞘疾病,又称 Devic 病。临床上常以视神经与脊髓同时或相继受累为主要特征,呈进行性或缓解和复发病程。

（一）病因与发病机制

NMO 的病因与发病机制尚不清楚。长期以来认为视神经脊髓炎是多发性硬化的一种临床亚型,非白种人对视神经脊髓炎具有易感性,以视神经和脊髓损伤最常见;白种人具有多发性硬化的种族易感性,以脑干损伤为主。多发性硬化是一种严重的单相病程疾病,但许多病例则呈复发的病程。急性多发性硬化偶可表现视神经和脊髓共同受累,25%多发性硬化的患者以突发球后视神经炎为初始症状,两者关系有待阐明。

（二）病理生理

视神经脊髓炎主要累及视神经和脊髓,病理改变则为轻重不等的脱髓鞘、硬化斑及坏死空洞,伴有血管周围炎性细胞浸润。视神经损伤多位于视神经及视交叉的部位,偶累及视束。视神经脊髓炎所致脊髓损伤以上胸段及下颈段为多见,腰段则少见,病灶多呈弥散性。

（三）临床表现

1.NMO 发病年龄多见于 20～40 岁,儿童及老年人少见,男女均可发病,但女性稍多于男性。

2.神经受损症状 首发的视觉障碍通常为眼球后疼痛,表现在转动眼球时或按压时疼痛明显,相继出现视力减退及视物模糊,在数小时或者数日内,可出现单侧视力部分或者全部丧失,严重者很快失明。亚急性起病,1～2个月症状可达到高峰,少数则呈慢性起病,视力丧失可在数月之内稳步进展,呈进行性加重。

3.脊髓受损症状 横贯性脊髓病变首发症状为双下肢无力及麻木,由远端开始,数天内可逐渐上升到脊髓的胸段甚至于颈段而出现双下肢的截瘫或者四肢瘫,以累及胸段多见。急性期脊髓休克可表现为双下肢软瘫、尿潴留、病变水平以下感觉缺失。恢复期时瘫痪肢体的肌张力可增高,腱反射亢进,出现病理反射等,出现痉挛性瘫痪体征。病变水平以下同时可伴有自主神经功能损伤的症状。

4.急性严重的横贯性的脊髓炎及双侧同时或者相继出现的球后视神经炎为本病特征性临床表现,可在短时间之内连续出现,而导致失明和截瘫。

(四)辅助检查

1.实验室检查 脑脊液以淋巴细胞为主,细胞数增多,但通常不超过$100×10^6$/L,蛋白的含量正常或者轻度升高,免疫球蛋白则以 IgA 及 IgG 为主,轻度升高,蛋白电泳检查可见寡克隆带。

2.影像学检查 MRI 脊髓内可显示条索状的长 T_1 和长 T_2 异常信号,多数复发型的患者脊髓纵向融合的病灶多超过 3 个脊柱阶段,一般可累及 6～10 个,初发病灶呈均匀强化,复发病灶则不均匀。

3.诱发电位 多数患者主要表现为 P100 潜伏期延长,还可出现波幅降低。

少数有脑干听觉诱发电位异常,提示脑内潜在脱髓鞘病灶。

(五)诊断与鉴别诊断

1.诊断 起病急,双侧同时或相继出现视神经炎,急性横贯性或播散性脊髓炎的临床表现,结合 MRI 显示视神经和脊髓的病灶,视觉诱发电位的改变,脑脊液 IgG 指数增高及寡克隆带的出现等可作出临床诊断。

2.鉴别诊断

(1)视神经炎:多损害单眼,NMO 两眼同时或相继受累,并伴有脊髓病损及明显缓解-复发。

(2)多发硬化:通过辅助检查可明显鉴别。脑脊液检查中 NMO 的中性粒细胞增多较常见,MS 罕见;90％以上的 MS 可见寡克隆带,NMO 却不常见。NMO 初期 MRI 正常,复发-缓解型 MS 有典型病灶;脊髓纵向融合病变 NMO 超过 3 个脊髓节段,MS 则极少超过 1 个脊髓节段。

(3)急性脊髓炎:急性起病,瘫痪呈横贯性脊髓损害的表现,无视神经损害的表现,病程中无缓解复发。

(六)治疗原则及要点

1.视神经脊髓炎的治疗包括急性发作期治疗、防治并发症及康复训练。

2.视神经脊髓炎急性期可选用皮质激素。治疗首选大剂量,例如甲基泼尼龙,500～1000 mg/d 静脉滴注,连用 3～5 日,而后口服泼尼松逐渐减量至停药。

3.血浆置换 如果皮质类固醇治疗无效,则可以考虑血浆置换,50％患者的症状可得到改善。

（七）护理评估

1.健康史

（1）起病情况：评估患者起病时间、主要症状出现的部位、性质，有无伴随症状等；评估病情进展是否迅速，有无缓解-复发；有无截瘫和（或）失明。

（2）病因与危险因素：评估患者的年龄、性别；有无家族史。

（3）既往病史：评估患者既往是否有眼部疾病史、外伤史、手术史等。

（4）生活方式与饮食习惯：注意患者是否饮食营养摄入均衡；能否生活自理；生活是否规律等。

（5）其他：评估患者有无预防接种史及过敏史等。

2.身体状况　评估患者有无视觉障碍及眼部疼痛情况；评估患者有无感觉障碍（包括浅感觉、深感觉及感觉异常等）；评估患者有无运动障碍（截瘫、四肢瘫）；评估患者有无括约肌功能障碍，如尿失禁、尿潴留、排便异常等。

3.辅助检查　评估脑脊液细胞数是否增多，免疫球蛋白 IgA 及 IgG 是否轻度升高，蛋白电泳检查有无寡克隆带。MRI 检查脊髓内是否可显示条索状的长 T_1 和长 T_2 异常信号，多数复发型的患者脊髓纵向融合的病灶是否超过 3 个脊柱阶段。诱发电位有无 P100 潜伏期延长，有无出现波幅降低。

4.心理-社会评估　评估患者的一般生活状态、家庭背景及职业、文化程度、宗教信仰、经济状况等；评估患者及家属对疾病的认知程度及反应；评估家属对患者的关心程度，家庭环境及经济状况、社会的支持状况如何，患者得到的社区保健资源和服务如何等。

（八）护理诊断/问题

1.躯体活动障碍　与患者出现截瘫、肢体不能自主活动有关。

2.卫生/如厕/进食自理缺陷　与视神经受损有关。

3.知识缺乏　缺乏本病的相关知识。

4.有受伤害的危险　与视神经受损，视力下降有关。

5.有感染的危险　与免疫功能低下、机体抵抗力降低有关。

6.预感性悲哀　与缓解-复发有关。

7.尿潴留/尿失禁　与膀胱反射功能障碍有关。

8.有皮肤完整性受损的危险　与患者出现截瘫、肢体不能自主活动有关。

（九）护理目标

1.患者可自主进行基本活动。

2.患者的生活自理能力得到提高。

3.患者了解本病的相关知识，能够积极配合治疗与护理。

4.患者安全，无外伤发生。

5.患者无感染发生。

6.患者情绪平稳。

7.患者无尿潴留/尿失禁发生，排尿正常。

8.患者皮肤完好无损。

（十）护理措施

1.一般护理　病变累及视神经，应做好患者的安全防护，防止意外发生。病变累及脊髓，应做好患者的生活护理，保证患者的基本活动及营养摄入。

2.病情观察　观察患者的视力情况、肢体运动情况、二便及皮肤的情况等，根据患者出现的不同情况给予相关护理。

3.饮食护理　保证患者每日的营养摄入，忌辛辣刺激性食物及油脂食品。视力障碍患者，专人陪伴进食，给予充足的时间，进食的食物及餐具应放置适宜的位置，方便患者进食。

4.康复护理　急性期卧床患者协助其取舒适体位，注意功能位的摆放；不能自行更换体位的患者，应给予定时翻身，防止局部组织长期受压而引发压疮；恢复期患者鼓励其坚持进行肢体的康复训练。

5.心理护理　患者会出现不同程度的抵触、焦虑、自卑、烦躁、恐惧等情绪，护理人员应了解患者存在的心理问题及心理需求，耐心向患者解释有关疾病的相关知识，满足其心理需求，消除不良情绪。

（十一）健康教育

1.疾病知识指导　应保持患者情绪稳定，培养多种兴趣爱好。急性期患者应注意休息，缓解期注意规律生活，劳逸结合。

2.用药指导　患者服用激素类药物应遵医嘱，按时、按量用药。

3.饮食指导　保证每日摄取营养搭配合理，营养摄入充足。

4.日常生活指导　根据天气变化适当增减衣物，避免感冒，坚持锻炼，增强机体抵抗力。

（十二）护理评价

通过治疗与护理，患者是否：①在家属协助下能够进行基本活动；②生活能够达到自理；③了解疾病的基本情况，并能够说出使用药物的注意事项；④发生外伤；⑤发生感染；⑥情绪平稳；⑦排尿正常；⑧皮肤完好无损。

四、急性播散性脑脊髓炎患者的护理

急性播散性脑脊髓炎（acute disseminated encephalomyelitis，ADEM）是一种广泛累及中枢神经系统白质的急性炎症性脱髓鞘疾病，通常发生在感染、出疹或疫苗接种后，故又被称为感染后、出疹后、疫苗接种后脑脊髓炎，主要病理特点为多灶性或弥漫性脱髓鞘，好发于儿童及青壮年，无季节性，散发病例多见。

急性出血性白质脑炎（acute hemorrhagic leucoencephalitis，AHLE）被认为是急性播散性脑脊髓炎的暴发型，起病急骤，病情凶险，死亡率较高。

（一）病因与发病机制

ADEM其发病机制尚不清。实验表明急性播散性脑脊髓炎是由细胞免疫介导的中枢神经系统脱髓鞘疾病。通常发生在病毒感染后，如风疹、流感、水痘、腮腺炎等病毒感染、出疹或疫苗接种后，致病因子侵犯中枢神经系统，改变了其抗原性，或者是由于某种因素引起隐蔽抗原的释放，机体无法识别而对自身髓鞘的免疫攻击。

（二）病理生理

病理表现主要是病变周围出现弥漫性、较对称的炎性脱髓鞘病灶，病变主要位于大脑、脑干、小脑及脊髓的灰质和白质。脱髓鞘区可见小神经胶质细胞,血管周围伴有炎性细胞浸润形成血管袖套。常见多灶性脑膜浸润。

(三)临床表现

本病好发于儿童和青壮年,多为散发,无季节性,多在疫苗接种或感染后1~2周急性起病。脑脊髓炎患者多见于皮疹后2~4日,在斑疹消退、症状改善时突然出现高热、头昏、头痛,严重时可出现抽搐发作、意识障碍等。脊髓受累可出现受损平面以下肢体的运动障碍、感觉障碍及括约肌障碍等;小脑受损可出现共济失调,锥体外系受损可出现舞蹈样动作和震颤;脑膜受累可有头痛、呕吐、脑膜刺激征等;脑实质弥散受损,可出现意识障碍、精神症状、癫痫发作、颅压增高等,严重时昏迷及去大脑强直。

(四)辅助检查

1.实验室检查 脑脊液压力及细胞数可正常或轻度增高,蛋白质可轻中度增加。血沉化验外周血白细胞增多,血沉加快。

2.影像学检查 CT扫描显示脑部白质内散在多灶性、斑块或大片状低密度区。MRI中可见脑和(或)脊髓白质内散在多发的斑片状 T_1 低信号、T_2 高信号病灶(图1-2)。

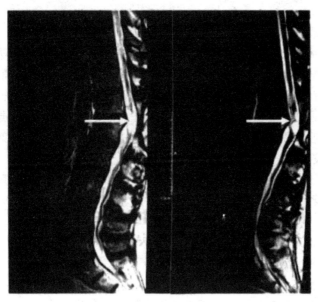

图1-2 ADEM患者脊髓 MRI T_2WI髓内长 T_2 信号,增强后明显强化

3.脑电图检查 脑部弥漫性受损者,脑电图可示慢波增多,波率减慢。

(五)诊断与鉴别诊断

1.诊断 有感染或疫苗接种史和典型的临床表现,伴有急性起病的脑实质弥漫性损害、脑膜受累和脊髓炎症状,结合实验室检查,CSF-MNC增多,EEG广泛中度异常、CT或MRI显示脑和脊髓内的多发散在病灶等,在排除其他疾病的情况下可作出临床诊断。

2.鉴别诊断

(1)单纯疱疹病毒性脑炎:单纯疱疹病毒性脑炎以高热、抽搐为常见,ADEM相对较少见,单纯疱疹病毒性脑炎脑脊液检查单纯疱疹病毒抗体滴度增高,且 MRI 表现大脑颞叶、额叶的长 T_1、长 T_2 异常信号,ADEM表现为弥漫性的长 T_1、长 T_2 异常信号,以白质损害为主。

(2)多发硬化:MS一般无前期感染史,以局灶的神经功能损害为主,ADEM全脑症状明显。病理上 MS 可见局灶的炎性脱髓鞘改变,ADEM 表现为弥漫的炎性脱髓鞘的改变。MS 是多项病程,而 ADEM 是单相病程。

(六)治疗原则及要点

早期足量的应用肾上腺皮质类固醇激素是治疗 ADEM 的主要措施,可减轻脑和脊髓的充血及水肿,抑制炎性脱髓鞘过程。大量肾上腺皮质类固醇激素治疗失败,可考虑血浆置换治疗。反复发作患者给予免疫抑制剂治疗。

(七)护理评估

1. 健康史

(1)起病情况:评估患者是否为急性起病;有无皮疹出现;有无高热、头昏、头痛;严重时是否出现抽搐发作、意识障碍等。

(2)病因及危险因素:评估患者发病年龄;有无家族史;起病时有无感染等诱发因素等。

(3)既往病史:评估患者既往的健康状况,有无头痛、癫痫发作、肢体运动障碍、视力障碍等。

(4)生活方式与饮食习惯:了解患者是否饮食营养摄入均衡;能否生活自理;有无烟酒嗜好等。

(5)其他:评估患者有无预防接种史及过敏史等。

2. 身体状况 评估患者的生命体征、意识状态,有无呼吸困难及大小便障碍;评估患者皮肤情况及皮疹出现的时间;评估患者有无高热、头昏、头痛;有无运动障碍、有无共济失调、舞蹈样动作和震颤;有无感觉障碍及括约肌障碍等;有无精神症状、癫痫发作、颅压增高等。

3. 辅助检查 评估脑脊液压力及细胞数是否正常或轻度增高,蛋白质可轻中度增加。血沉化验外周血白细胞是否增多,血沉是否加快。CT 及 MRI 检查有无改变。脑部弥漫性受损者,脑电图可示慢波是否增多,波率是否减慢。

4. 心理-社会评估 患者起病急、病情重,患者及家属会产生恐惧心理。应评估患者的性格特征、心理反应及家属对患者的关心程度等。

(八)护理诊断/问题

1. 急性意识障碍 与大脑功能受损有关。

2. 体温过高 与感染、免疫反应等有关。

3. 低效型呼吸型态 与呼吸肌麻痹有关。

4. 进食/如厕/卫生自理缺陷 与视力丧失或截瘫等有关。

5. 皮肤完整性受损 与皮疹、脊髓受累所致瘫痪有关。

6. 有便秘的危险 与括约肌功能障碍有关。

7. 躯体活动障碍 与脊髓受累所致瘫痪有关。

(九)护理目标

1. 患者生命体征平稳。

2. 患者体温恢复正常。

3. 患者呼吸道能够保持通畅。

4. 患者的基本活动可正常进行。

5. 患者皮疹消失,皮肤完好、无破损。

6. 患者排便正常。

7.患者能适应卧床或生活自理能力下降的状态,掌握肢体康复的训练方法,使躯体活动能力逐渐恢复。

（十）护理措施

1.一般护理　嘱患者卧床休息,保持病室安静,做好皮肤护理、口腔护理、外阴护理等。加强安全护理,避免患者受伤。根据患者存在的问题进行有针对性的护理。对症护理,伴有呼吸困难者,保持呼吸道通畅;癫痫发作患者给予抗癫痫药物;发热患者给予物理降温。

2.病情观察　观察患者的意识状态及生命体征。病情严重时可出现昏迷及去大脑强直,少数患者还可出现颅高压和视乳头水肿,应密切观察瞳孔的变化;监测生命体征,观察患者的呼吸型态并认真记录,必要时给予鼻导管或面罩吸氧。

3.饮食护理　为患者提供舒适的进食环境,病情允许应采取坐位或半坐位,防止呛咳。必要时可根据病情给予鼻饲饮食,制订合理的饮食计划,保证营养的摄入。

4.康复护理　对于高位截瘫的患者应协助患者取舒适体位,为患者制订翻身记录卡,定时翻身,保持患肢功能位,预防肌肉萎缩和关节挛缩。

5.心理护理　及时了解患者的心理状况,关心体贴患者,取得配合与信任。鼓励患者表达自身感受与想法,解除患者的心理压力。

（十一）健康指导

1.疾病知识指导　向患者及家属介绍本病的基本病因、主要危险因素和危害,帮助分析和消除不利于疾病康复的因素,落实康复计划。

2.用药指导　遵医嘱合理用药,教会其观察药物的疗效与不良反应,如使用肾上腺皮质类固醇药物时,应遵早期、足量、短程的治疗原则。

3.饮食指导　保证患者充足的营养及水分摄入。

4.康复指导　指导患者自我护理的方法,提高患者的自理能力,满足各项生理需求。指导患者进行深呼吸、有效咳嗽,促进痰液排出,防止肺感染。

（十二）护理评价

通过治疗与护理,患者是否:①生命体征保持平稳;②体温恢复正常;③呼吸道通畅;④保证基本活动正常进行;⑤皮肤完好无损;⑥能够正常排便,并感觉舒适;⑦肢体通过训练活动能力逐渐恢复。

第三节　颅内动脉瘤的护理

颅内动脉瘤是颅内动脉壁的囊性膨出,因动脉壁局部薄弱和血流冲击而形成,极易破裂出血,是蛛网膜下腔出血最常见的原因,以40～60岁人群多见,在脑血管意外的发病率中,仅次于脑血栓形成和高血压脑出血。动脉瘤破裂出血死亡率很高,初次出血死亡率为15%,再次出血死亡率为40%～65%,再次出血最常出现在7日之内。出血的诱因大致为各种运动后、情绪激动、排便用力、分娩等。预后与患者年龄,以往的健康状态,动脉瘤的大小、部位、性质,术前的临床分级状态,手术时间的选择,有无血管痉挛及其严重程度有关,动脉瘤患者蛛网膜下腔出血后伴有血管痉挛和颅内血肿均是影响预后的重要因素,预后也与手术者的经验和技术娴熟程度有关。

一、临床表现

1.局灶症状 小的动脉瘤可无症状;较大的动脉瘤可压迫邻近结构出现相应的局灶症状,如动眼神经麻痹,表现为病侧上睑下垂、瞳孔散大,眼球不能向上、下、内转动,眼球处于外下斜位,直接和间接对光反应消失。

2.动脉瘤破裂出血症状 多突然发生,患者可有运动、情绪激动、用力排便、咳嗽等诱因,部分患者则无明显诱因或在睡眠中发生。一旦破裂出血,血液流至蛛网膜下腔,患者可出现剧烈头痛、呕吐、意识障碍、脑膜刺激征等,严重者可因急性颅压增高而引发枕骨大孔疝,导致呼吸骤停。

多数动脉瘤破口会被凝血封闭而出血停止,病情逐渐稳定。如未及时治疗,随着破口周围血块溶解,动脉瘤可能于2周内再次破溃出血,再出血率为15%～20%。

蛛网膜下腔内的血液可诱发脑动脉痉挛,发生率为21%～62%,多发生在出血后3～15日。局部血管痉挛只发生在动脉瘤附近,患者症状不明显;广泛脑血管痉挛可致脑梗死,患者出现意识障碍、偏瘫、失语甚至死亡。

二、辅助检查

1.腰椎穿刺检查 怀疑蛛网膜下腔出血时,常需行腰穿检查。脑脊液呈粉红色或血色,红细胞在每立方毫米几十至几十万不等,甚至高达百万。无红细胞者亦不能完全除外动脉瘤的出血存在。注意腰穿前应首先确定患者是否存在颅压增高及脑疝,以免行腰穿检查造成病情恶化而死亡。腰椎穿刺可能诱发动脉瘤破裂出血,故不再作为确诊蛛网膜下腔出血(SAH)的首选。

2.CT检查 可明确有无蛛网膜下腔出血,是确诊SAH首选。

3.MRI检查 可初步了解动脉瘤的大小及位置。

4.脑血管造影 是确诊颅内动脉瘤的金标准,对判明动脉瘤的准确位置、形态、内径、数目、血管痉挛和确定手术方案都十分重要。

5.其他检查 经颅多普勒超声(TCD)、MRA、CT血管成像(CTA)等。

三、治疗原则

1.非手术治疗 主要是防止出血或再出血,控制动脉痉挛。卧床休息,对症处理,控制血压,降低颅压。经颅多普勒超声监测脑血流变化,发现脑血管痉挛时,早期使用钙通道阻滞药等扩血管药物治疗。使用氨基己酸抑制纤溶酶的形成,预防再次出血。

2.手术治疗 开颅动脉瘤蒂夹闭术是首选方法,既不阻断载瘤动脉,又完全彻底消除动脉瘤。也可采用颅内动脉瘤介入栓塞治疗,具有微创、简便、相对安全、恢复快等优点。

四、护理评估

1.健康史

(1)了解患者一般情况,如有无特殊嗜好与宗教信仰,饮食、睡眠、排便习惯,评估患者自理能力。

(2)询问患者既往是否患有原发性高血压、糖尿病、心脏病等慢性病及肝炎、结核等传染性疾病。是否有手术、外伤及住院史,有无药物、食物的过敏史。患者家族成员中有无患有同类疾病的人员。

2.身体状况

(1)询问患者症状出现的时间及原因:小而未破裂的动脉瘤无症状,但有71%的患者发生颅内出血,表现为突起头痛、呕吐、意识障碍、癫痫发作、脑膜刺激症状等。32%的患者出血前有运动、情绪激动、排便、咳嗽、头部创伤、性交或分娩等明显的诱因,在向患者了解疾病发生的原因时,应详细询问患者是否是以上原因造成症状出现。

(2)意识、瞳孔、生命体征的评估:大多颅内动脉瘤都因为破裂引起急性蛛网膜下腔出血才发现此病,颅内出血或部分巨大动脉瘤本身的占位效应可造成颅压增高,严重者可出现脑疝,威胁患者生命安全。通过对意识、瞳孔、生命体征的监测可以对疾病发展以及患者目前的病情变化有所了解。

(3)神经功能的评估:临床上将动脉瘤的症状和体征分为五级。Ⅰ级:无症状,或轻微的头痛及轻度颈强直;Ⅱ级:中度至重度的头痛、颈强直,除有神经麻痹外,无其他神经功能缺失;Ⅲ级:嗜睡、意识模糊,或轻微的局灶性神经功能缺失;Ⅳ级:木僵,中度至重度偏身不全麻痹,可能有早期的去脑强直及自主神经系统功能障碍;Ⅴ级:深昏迷,去脑强直,濒死状态。此外,少数出血的动脉瘤因影响到邻近的神经或脑部结构而产生特殊的综合征,主要的神经损害与动脉瘤的部位有着密切的关系,常见的症状有眼眶、额部疼痛、复视、双侧瞳孔不等大、垂体功能不全、视力视野障碍、言语困难、动眼神经麻痹等。进行体查评估时应判断患者出现了哪些中枢神经受损的症状,进而能够初步了解到患者病变的部位,便于进行针对性的观察及处理。

3.心理-社会状况 评估患者家庭生活是否和谐,家庭成员对患者关爱程度,患者对卫生及疾病知识期望了解的程度,患病后患者的心理应激反应。是否对支付医疗费用感到难以承受。

五、护理诊断

1.舒适的改变 与疼痛有关。

2.焦虑/恐惧 与患者对疾病的恐惧、担心预后有关。

3.知识缺乏 缺乏颅内动脉瘤破裂的防治知识。

4.潜在并发症 颅内动脉瘤破裂、颅压增高、脑血管痉挛、脑缺血。

六、护理措施

1.预防出血或再次出血

(1)卧床休息:抬高床头15°~30°以利静脉回流,减少不必要的活动。保持病房安静,尽量减少外界不良因素的刺激,稳定患者情绪,保证充足睡眠,预防再出血。

(2)保持适宜的颅压:①预防颅压骤降:颅压骤降会加大颅内血管壁内外压力差,诱发动脉瘤破裂,应维持颅压在100 mmH$_2$O左右;应用脱水药时,控制输注速度,不能加压输入;脑脊液引流者引流速度要慢,脑室引流者引流瓶位置不能过低;②避免颅压增高的诱因,如便秘、咳嗽、癫痫发作等。

(3)维持血压稳定:动脉瘤破裂可因血压波动引起,应避免引发血压骤升骤降的因素。一旦发现血压升高,遵医嘱使用降压药,使血压下降10%即可。用药期间注意血压的变化,避免血压偏低造成脑缺血。

2. 术前护理

(1)心理护理:①安慰患者,嘱患者不可过度紧张,保持情绪稳定、以利于控制病情;②向患者介绍相关的疾病知识,解释出现头痛、呕吐等症状是动脉瘤出血所致;③交谈时语言简练、温和、轻松,不要夸大病情,避免造成或加重患者焦虑、恐惧的心理;④提供真实、准确的医疗程序信息(包括主观信息、客观信息)。

(2)体位护理:①为防止动脉瘤破裂,指导并监督患者绝对卧床休息;②脑血管造影后嘱患者患肢制动平卧6小时,防止穿刺处出血;③由于动脉瘤破裂出血造成肢体偏瘫的患者,尽量避免患侧卧位,患肢摆放功能位,加放床挡并及时予以翻身,防止压疮形成;④颅压增高患者,呕吐时侧卧位或平卧位,头偏向一侧。

(3)饮食护理:给予清淡、低盐、富含纤维素饮食,保证营养供给,防止便秘。

(4)症状护理:颅压增高者:①巡视病房1次/15~30分钟,观察患者的精神、情绪状态,询问患者有无头痛、眼眶疼痛的表现,及时发现动脉瘤破裂的先兆;②遵医嘱定时观察与记录意识、瞳孔、生命体征,当患者出现呕吐时,观察呕吐特点、时间,呕吐物的性质、颜色、量并记录;③注意患者排便是否顺利,防止因便秘造成患者的出血或再出血;④观察临床症状的改变,如视、听、运动等功能有无逐渐下降的趋势;⑤观察患者有无癫痫发作;⑥动脉造影术后密切观察足背动脉的搏动、患肢皮肤的温度及血运以及穿刺肢体伤口敷料颜色情况;⑦遵医嘱控制性降血压时,监测用药效果与反应,一般将收缩压降低10%~20%即可,原发性高血压患者则降低收缩压30%~35%,防止血压过低造成脑供血不足而引起脑缺血性损害。正确使用甘露醇以达到脱水降颅压的作用,了解用药的效果,使用药物30分钟后注意观察患者症状有无改善。

3. 术后护理

(1)心理护理:向患者讲述手术的过程,以及术后的确切诊断,告诉患者动脉瘤手术治疗后可治愈。向患者讲解手术后的康复及神经功能恢复的知识,鼓励患者坚持进行锻炼,逐步达到生活自理,最终回到工作岗位。

(2)饮食护理:术后当日禁食,次日给予流质或半流饮食连续3日,观察患者无异常反应后,改为普食,饮食以清淡、营养丰富、富含纤维素的食物为主。意识障碍、吞咽困难的患者要保证机体的营养需要,给予鼻饲饮食。

(3)体位护理:①麻醉未清醒前去枕平卧,头偏向健侧,以防呕吐物吸入呼吸道;②清醒后,血压平稳者,抬高床头15°~30°,以利颅内静脉回流。头部应处于中间位,避免转向两侧。

(4)症状护理:见本节"术前护理"。

(5)潜在并发症的护理

1)继发性出血:①观察意识、瞳孔、血压、呼吸、脉搏1次/2小时并及时记录,尤其需要注意血压的变化;②观察临床症状的改变,如视、听、运动等功能有逐渐地下降趋势,提示有脑水肿或再出血;③避免一切导致出血的诱发因素,防止出血或再出血的发生;④遵医嘱正确使用药物控制血压及镇静；⑤限制探视人员，保持病房安静。告诫家属不要刺激患者，以免造成患者情绪波动；⑥鼓励患者多饮水、多食新鲜的蔬菜、水果，保证排便的通畅；⑦尽量将治疗和护理时间集中，保证患者充分的睡眠。

2）脑缺血及脑动脉痉挛：蛛网膜下腔出血、穿刺脑动脉、注射造影剂、手术器械接触动脉等均可诱发脑动脉痉挛，动脉痉挛是动脉瘤破裂出血后发生脑缺血的重要原因。①密切观察病情变化，如患者出现头痛、失语、偏瘫等表现，及时报告医师处理；②遵医嘱使用钙通道阻滞药、升压、扩容、稀释血液、控制性降血压等有效的方法，防治脑血管痉挛和缺血。

七、健康教育

1.心理指导　多鼓励患者坚持进行康复训练，保持乐观的情绪和心态的平衡。无功能障碍或轻度功能障碍的患者，尽量要从事一些力所能及的工作，不要强化患者角色。

2.用药指导　嘱患者坚持服用抗高血压、抗癫痫、抗痉挛等药物，不可擅自停药、改药，以免病情波动。

3.病情监测　应教会患者测量血压，便于血压的观察和控制。

4.饮食指导　宣教患者饮食要清淡、少盐、富含纤维素，保持排便通畅。

5.就诊指导　嘱患者若再次出现症状，及时就诊。

6.复查　嘱患者每3～6个月复查1次。

第二章 心血管内科疾病护理

第一节 常见症状的护理

一、心源性呼吸困难

心源性呼吸困难主要由左心衰竭和(或)右心衰竭引起,二者发生机制不同。左心衰竭时呼吸困难更为严重。左心衰竭引起呼吸困难的主要原因包括:①肺淤血,使气体弥散功能降低;②肺泡张力增高,通过迷走神经反射兴奋呼吸中枢;③肺泡弹性减退,使肺活量减少;④肺循环压力增高,导致反射性呼吸中枢兴奋性增高。右心衰竭严重时,也可引起呼吸困难,但程度较左心衰竭轻,主要原因为体循环淤血所致。

1.临床表现及护理 左心衰竭引起的呼吸困难多见于高血压性心脏病、冠心病、风湿性心瓣膜病、心肌炎及心肌病等,特点是活动时出现或加重,休息时减轻或缓解,仰卧加重,坐位减轻,典型者表现为端坐呼吸。急性左心衰竭多在夜间睡眠中发生,或称夜间阵发性呼吸困难,表现为夜间睡眠中突感胸闷气急,被迫坐起,惊恐不安。轻者数分钟至数十分钟后症状逐渐减轻、消失;重者可见端坐呼吸、面色发绀、大汗、有哮鸣音,咳浆液性粉红色泡沫痰,两肺底有较多湿性啰音,心率加快,可有奔马律。此种呼吸困难称"心源性哮喘"。其发生机制为:①睡眠时迷走神经兴奋性增高,冠状动脉收缩,心肌供血减少,心功能降低;②小支气管收缩,肺泡通气减少;③仰卧位时肺活量减少,下半身静脉回心血量增多,致肺淤血加重;④呼吸中枢敏感性降低,对肺淤血引起的轻度缺氧反应迟钝,当淤血程度加重、缺氧明显时,才刺激呼吸中枢作出应答反应。

右心衰竭引起的呼吸困难临床上主要见于慢性肺心病、渗出性或缩窄性心包炎、心包积液等,主要原因是体循环淤血所致,其发生机制为:①右心房与上腔静脉压升高,刺激压力感受器反射地兴奋呼吸中枢;②血氧含量减少,乳酸、丙酮酸等酸性代谢产物增多,刺激呼吸中枢;③淤血性肝大、腹水和胸腔积液。使呼吸运动受限,肺受压气体交换面积减少。

2.辅助检查

(1)血常规、尿常规、肾功能、电解质、血气分析。

(2)胸部 X 射线。

(3)血糖、尿酮体及二氧化碳结合力。

(4)心电图。

(5)胸部 CT 或头颅 CT 检查。

(6)纤维支气管镜检查。

(7)肺血管造影及肺放射性核素扫描。

3.护理评估

(1)病史评估:询问呼吸困难发生的时间和特点,评估呼吸困难的类型,了解引起呼吸困难的体力活动类型,有无咳嗽、咳痰等伴随症状,咳嗽特点,痰液的性状和量。既往有无类似发作,有无其他疾病。

（2）身心状况：包括生命体征及意识状况，特别是呼吸的频率、节律及深度；皮肤黏膜有无水肿、发绀；颈静脉充盈程度；体位、营养状况等。注意有无三凹征及哮鸣音。心脏检查注意心率、心律、心音的改变，有无奔马律。注意观察患者面色及表情，评估患者是否有恐惧或焦虑心理。

（3）辅助检查：无创血氧饱和度监测可动态评估患者的缺氧程度；血气分析能更准确评估缺氧程度及酸碱平衡状况；胸部 X 射线检查有利于判断肺淤血或肺水肿的严重程度。

4. 护理措施

（1）嘱患者停止活动，卧床休息，协助患者取半卧位或端坐位，注意体位的舒适与安全。

（2）保持呼吸道通畅。穿宽松衣服，协助患者保持舒适体位，给予氧气吸入，根据病情调节氧流量，急性肺水肿时湿化瓶内加入适量乙醇。

（3）保持环境安静，定时通风，保持室内空气新鲜，但要防止患者着凉。

（4）遵医嘱及时给予药物治疗并注意观察药物疗效及副作用。

（5）密切观察病情变化，评估呼吸困难、缺氧的程度及其改善情况。

（6）做好患者及家属的安抚工作，以消除其紧张心理。

（7）与患者及家属一起制定活动目标和计划，循序渐进增加活动量，逐步提高患者的活动耐力。

（8）患者卧床期间加强基础护理及生活护理，进行床上主动或被动的肢体活动，定时翻身、按摩、拍背，防止下肢静脉血栓形成、压疮及肺部感染等并发症。

（9）做好健康宣传教育，使患者了解自己的病情及应对措施，积极配合治疗及护理。

二、心源性水肿

水肿是指组织间隙的水分过多。心源性水肿主要是右心衰竭的表现，是由于心脏功能减退而使每搏输出量不足，致有效循环血量减少，肾血流量减少，肾小球滤过率降低，继发性醛固酮增多，肾小管重吸收钠增加，引起钠水潴留以及静脉压增高，导致毛细血管静水压增高，组织液回收减少。

1. 临床表现　水肿首先出现于身体下垂部分，常伴有右心衰竭的其他表现，如颈静脉曲张、肝大、静脉压升高，严重时可出现胸腔积液、腹水。

2. 辅助检查

（1）血常规、尿常规、肝肾功能、血浆蛋白。

（2）查血找微丝蚴。

（3）心电图、胸片。

（4）腹部 B 超（包括肾脏）。

（5）肢体血管多普勒超声检查。

（6）内分泌相关指标测定（甲状腺功能测定、血浆皮质醇、醛固酮水平等）。

（7）免疫学检测（抗核抗体、抗双股 DNA、抗 ENA 抗体等）。

（8）立卧位水试验。方法：嘱患者清晨空腹排尿后，于 20 分钟内饮水 1000 mL，然后每小时排尿 1 次，连续 4 次，测量总尿量。第 1 天取卧位（不用枕头）；第 2 天用同样方法重复一次，但取直立位（即活动或工作）。阳性者为立位时尿量低于卧位尿量 50% 以上。

3.护理评估

（1）病史评估：了解患者水肿出现的时间、部位、发展速度、程度及水肿与体位、饮食、活动的关系；了解患者的饮食情况、饮水量、摄盐量、尿量等，评估导致水肿的原因。

（2）身心状况：检查水肿的程度、范围，心源性水肿与饮食、体位有关，重者伴有颈静脉充盈、胸腔积液征和腹水征或伴有呼吸困难、发绀。评估患者是否因水肿影响日常生活及引起躯体不适而产生焦虑、烦躁等不良心理。

（3）辅助检查：血液生化检验了解有无低蛋白血症及电解质紊乱。

4.护理措施

（1）水肿严重时，嘱患者卧床休息。伴胸腔积液或腹水的患者宜采取半卧位；以下肢水肿为主者，间歇抬高下肢，利于静脉回流，以减轻肢体的肿胀不适。

（2）给予低钠、高蛋白、易消化饮食。做好饮食指导，说明钠盐与水肿的关系，告诉患者及家属不宜食用的高钠食物品种，强调限钠及加强营养的重要性。

（3）定期测量体重，遵医嘱记录24小时出入水量。根据心力衰竭和水肿的严重程度限制液体摄入量。

（4）遵医嘱及时准确给予利尿剂，观察用药后疗效及副作用，尤其注意观察尿量，及时补充电解质，防止出现电解质紊乱。

（5）协助患者经常更换体位，保持床单干燥、平整无皱褶，防止翻身或使用便器时擦破皮肤。使用气圈或气垫床预防压疮发生。

（6）保持皮肤清洁，着柔软、宽松的衣服，避免过冷或过热的刺激。使用热水袋保暖时水温不宜过高，防止烫伤。

（7）定期观察水肿部位和皮肤受压部位的情况，发现异常情况及时处理。

三、心悸

心悸是指自觉心跳或心慌的一种不适症状。患者感到心悸时，心率可能增快，也可能减慢或正常，节律可能规则或不规则。心悸按有无器质性病变可分为器质性心悸和功能性心悸。心脏收缩力增强引起的心悸可分为生理性和病理性。造成心悸的生理性因素包括剧烈运动、精神过度紧张、饮用酒、浓茶或咖啡后；应用某些药物，如肾上腺素、阿托品等。病理性因素常见于心脏疾病、甲状腺功能亢进、贫血、发热、低血糖等。由自主神经功能紊乱所引起的心悸，多见于青年女性，其心脏本身并无器质性病变。

1.辅助检查

（1）血常规、血沉、血糖、电解质、甲状腺功能测定。

（2）心肌酶谱、抗"O"试验、C-反应蛋白、病毒抗体。

（3）血浆儿茶酚胺测定。

（4）心电图、常规胸片。

（5）超声心动图、动态心电图、运动试验。

（6）临床电生理检查。

2.护理评估

（1）病史评估：对心悸发作的患者，应评估下列情况：①发作时间，是初发还是复发；②发作性质，是阵发性还是持续性，持续时间长短；发作时心率快慢，节律是否整齐；③是否有呼吸困难、心绞痛、意识障碍、血压波动等伴随症状及体征;④是否与体力活动、情绪激动及烟酒等刺激性食物有关;⑤是否应用肾上腺素、阿托品等药物。了解患者既往健康状况及生活习惯。

(2)身心状况:主要评估患者的生命体征及意识状况,特别是心律、心率、脉搏情况,了解患者有无焦虑心理。

(3)辅助检查:常规心电图检查或24小时动态心电图监测可帮助确定产生心悸的心律失常类型。

3.护理措施

(1)症状明显时,嘱患者卧床休息,以减少组织耗氧,减轻心脏负担。

(2)协助患者生活起居,保证患者充分休息。

(3)应对症处理,发热引起的心率增快,应积极给予物理降温措施;室上性心动过速引起的心悸,可用刺激迷走神经的方法终止发作。

(4)做好健康宣教,使患者了解心悸产生的原因并积极应对。

(5)积极治疗原发病,避免各种诱因。

四、胸痛

胸痛是多种循环系统疾病引起。因个体痛阈差异性大,因此,胸痛的程度与原发疾病的病情轻重不完全一致。

1.临床表现

(1)发病年龄:青壮年胸痛多考虑结核性胸膜炎、自发性气胸、心肌炎、心肌病、风湿性心瓣膜病,40岁以上则需注意心绞痛、心肌梗死和支气管肺癌。

(2)胸痛部位:大部分疾病引起的胸痛常有一定部位。例如胸壁疾病所致的胸痛常固定在病变部位,且局部有压痛,若为胸壁皮肤的炎症性病变,局部可有红、肿、热、痛表现;带状疱疹所致胸痛,可见成簇的水疱沿一侧肋间神经分布伴剧痛,且疱疹不超过体表中线;肋软骨炎引起胸痛,常在第1、第2肋软骨处见单个或多个隆起,局部有压痛、但无红肿表现;心绞痛及心肌梗死的疼痛多在胸骨后方和心前区或剑突下,可向左肩和左臂内侧放射,甚至达环指与小指,也可放射于左颈或面颊部,误认为牙痛;夹层动脉瘤引起疼痛多位于胸背部,向下放射至下腹、腰部与两侧腹股沟和下肢;胸膜炎引起的疼痛多在胸侧部;食管及纵隔病变引起的胸痛多在胸骨后;肝胆疾病及膈下脓肿引起的胸痛多在右下胸,侵犯膈肌中心部时疼痛放射至右肩部;肺尖部肺癌(肺上沟癌或称Pancoast癌)引起疼痛多以肩部、腋下为主,向上肢内侧放射。

(3)胸痛性质:胸痛的程度可呈剧烈、轻微和隐痛。胸痛的性质可有多种多样。例如带状疱疹呈刀割样或灼热样剧痛;食管炎多呈烧灼痛;肋间神经痛为阵发性灼痛或刺痛;心绞痛呈绞榨样痛并有重压窒息感,心肌梗死则疼痛更为剧烈并有恐惧、濒死感;气胸在发病初期有撕裂样疼痛;胸膜炎常呈隐痛、钝痛和刺痛;夹层动脉瘤常呈突然发生胸背部撕裂样剧痛或锥痛;肺梗死亦可突然发生胸部剧痛或绞痛,常伴呼吸困难与发绀。

(4)疼痛持续时间:平滑肌痉挛或血管狭窄缺血所致的疼痛为阵发性,炎症、肿瘤、栓塞或梗死所致疼痛呈持续性。如心绞痛发作时间短暂(持续1~5分钟),而心肌梗死疼痛持续时间很长(数小时或更长)且不易缓解。

(5)影响疼痛因素:主要为疼痛发生的诱因、加重与缓解的因素。例如心绞痛发作可在劳力或精神紧张时诱发,休息后或含服硝酸甘油或硝酸异山梨酯后于1～2分钟内缓解,而对心肌梗死所致疼痛则服上药无效。食管疾病多在进食时发作或加剧,服用抗酸剂和促动力药物可减轻或消失。胸膜炎及心包炎的胸痛可因咳嗽或用力呼吸而加剧。

2.辅助检查

(1)血常规、血沉、胸部 X 射线检查、心电图。

(2)血清心肌酶谱、肌钙蛋白 T 或肌钙蛋白 I 检查。

(3)D-二聚体测定。

(4)肿瘤标志物检测。

(5)胸部 CT、B 超或 MRI 检查。

(6)肺通气、灌注放射性核素扫描或肺动脉造影检查。

(7)心电图运动试验,如平板试验或二阶梯试验。

(8)超声心动图检查。

(9)必要时冠状动脉造影检查。

(10)消化道钡餐或胃镜检查。

3.护理评估

(1)病史评估:详细询问患者疼痛的部位、性质、程度、发作时间及持续时间,是否放射至其他部位,是首次发作还是经常发作,此次发作与以往发作有无差异,发作前有无过度劳累或情绪激动等诱发因素,有无伴随症状;了解患者以往健康情况,是否有高血压、冠心病、风湿性心脏病等疾病史。

(2)身心状况:注意生命体征、意识及精神状况,有无血压升高或下降、面色苍白、大汗淋漓等伴随症状及体征,了解疼痛程度是否随呼吸或咳嗽而改变,有无心脏杂音及心包摩擦音。患者是否因剧烈疼痛而感到恐惧。

(3)辅助检查:常规心电图或动态心电图、心脏三位片、心脏超声检查、血液生化检查。

4.护理措施

(1)胸痛发作时,嘱患者立即停止活动,卧床休息,协助患者取舒适体位。

(2)密切观察胸痛情况,注意其部位、性质及伴随症状。

(3)严密观察生命体征和意识状况,及时发现病情变化。

(4)遵医嘱及时给予吸氧、镇痛等处理措施。

(5)关心安慰患者,稳定患者情绪。

五、咳嗽与咳痰

咳嗽是一种保护性反射动作,通过咳嗽反射能有效清除呼吸道内的分泌物或进入气道内的异物,但长期、频繁、剧烈的咳嗽,会影响工作、休息,引起呼吸肌疼痛,则属病理现象。痰是气管、支气管的分泌物或肺泡内的渗出液,借助咳嗽将痰排出称为咳痰,是一种病态表现。

1.辅助检查

(1)血常规、肝肾功能、血气分析。

(2)痰的细菌学、细胞学及寄生虫病检查。

(3)胸部 X 射线、CT。

（4）胸部 MRI。

（5）肺功能测定。

（6）咽喉镜检查、纤维支气管镜检查。

（7）气道激发试验、皮肤抗原过敏试验和免疫球蛋白测定。

（8）心电图、超声心动图检查。

2.临床表现

（1）咳嗽的性质：咳嗽无痰或痰量极少，称为干性咳嗽。干咳或刺激性咳嗽常见于急性或慢性咽喉炎、喉癌、急性支气管炎初期、气管受压、支气管异物、支气管肿瘤、胸膜疾病、原发性肺动脉高压以及二尖瓣狭窄等。咳嗽伴有咳痰称为湿性咳嗽，常见于慢性支气管炎、支气管扩张、肺炎、肺脓肿和空洞型肺结核等。

（2）咳嗽的时间与规律：突发性咳嗽常由于吸入刺激性气体或异物、淋巴结或肿瘤压迫气管或支气管分叉处所引起。发作性咳嗽可见于百日咳、支气管内膜结核以及以咳嗽为主要症状的支气管哮喘（变异性哮喘）等。长期慢性咳嗽，多见于慢性支气管炎、支气管扩张、肺脓肿及肺结核。夜间咳嗽常见于左心衰竭和肺结核患者，引起夜间咳嗽的原因，可能与夜间肺淤血加重及迷走神经兴奋性增高有关。

（3）咳嗽的音色：指咳嗽声音的特点。如：①咳嗽声音嘶哑，多为声带的炎症或肿瘤压迫喉返神经所致；②鸡鸣样咳嗽，表现为连续阵发性剧咳伴有高调吸气回声，多见于百日咳及会厌、喉部疾患或气管受压；③金属音咳嗽，常见于因纵隔肿瘤、主动脉瘤或支气管癌直接压迫气管所致的咳嗽；④咳嗽声音低微或无力，见于严重肺气肿、声带麻痹及极度衰弱者。

（4）痰的性质和痰量：痰的性质可分为黏液性、浆液性、脓性和血性等。黏液性痰多见于急性支气管炎、支气管哮喘及大叶性肺炎的初期，也可见于慢性支气管炎、肺结核等；浆液性痰见于肺水肿；脓性痰见于化脓性细菌性下呼吸道感染；血性痰是由于呼吸道黏膜受侵害、损害毛细血管或血液渗入肺泡所致。上述各种痰液均可带血。健康人很少有痰，急性呼吸道炎症时痰量较少，痰量增多常见于支气管扩张、肺脓肿和支气管胸膜瘘，且排痰与体位有关，痰量多时静置后可出现分层现象：上层为泡沫，中层为浆液或浆液脓性，下层为坏死物质。恶臭痰提示有厌氧菌感染铁锈色痰为典型肺炎球菌肺炎的特征；黄绿色或翠绿色痰，提示铜绿假单胞菌感染；痰白黏稠且牵拉成丝难以咳出，提示有真菌感染；大量稀薄浆液性痰中含粉皮样物，提示棘球蚴病（包虫病）；粉红色泡沫痰是肺水肿的特征。日咳数百至上千毫升浆液泡沫痰还需考虑肺泡癌的可能。

3.护理措施

（1）协助患者采取舒适体位，如半坐卧位或坐位。

（2）避免食刺激性食物，如辛辣或产气食物。

（3）保持室内空气新鲜、无烟，限制探视人员，以除去呼吸道刺激因素。保持适当的温度、湿度，温度以 20～24 ℃为宜，湿度一般为 40%～50%。

（4）保持口腔清洁，以免因咳痰导致口腔异味而影响食欲。

（5）嘱患者喝少量温开水，湿润呼吸道，减少呼吸道刺激，缓解因咳嗽导致的不适。

（6）施行有效性咳嗽，先进行 5～6 次深呼吸，再深吸气后保持张口，然后浅咳至咽部，再迅速将痰咳出；或者缓缓吸气，同时上身前倾，咳嗽时腹肌收缩，腹壁内缩，1 次吸气，连续咳3 声。

(7)对痰量较多又无力咳出的患者,要防止发生呼吸道阻塞与窒息,定时协助其翻身、拍背。

六、发绀

发绀是指血液中还原血红蛋白增多,使皮肤、黏膜呈青紫色的现象,也可称紫绀。这种改变常发生在皮肤较薄、色素较少和毛细血管较丰富的部位,如口唇、甲床。

1. 临床表现

(1)中心性发绀:中心性发绀是由于动脉血氧饱和度降低引起,发绀的特点是全身性的,除四肢和面颊外,也见于黏膜(包括舌和口腔黏膜)与躯干的皮肤,但皮肤温暖。常见于各种严重的呼吸系统疾病,如肺栓塞、急性呼吸窘迫综合征等及先天性心脏病如法洛四联症、Eisenmenger(右向左分流)综合征等。

(2)周围性发绀:周围性发绀是由于周围循环血流障碍所致,发绀的特点是常见于肢体的末端和下垂的部位,如肢端、耳垂与鼻尖,这些部位的皮肤发凉,若按摩或加温使之温暖,发绀即可消失。常见于右心衰竭、缩窄性心包炎、血栓性静脉炎、心源性休克等。

(3)混合性发绀:即中心性发绀和周围性发绀并存,可见于心力衰竭,因肺淤血使血液在肺内氧合不足以及周围血流缓慢,毛细血管内脱氧过多所致。

2. 辅助检查

(1)血常规、尿常规、动脉血气。

(2)常规胸片、心电图。

(3)胸部 CT 或 MRI 检查。

(4)肺通气、灌注放射性核素扫描或肺动脉造影检查。

(5)超声心动图及彩色多普勒超声检查。

(6)肢体血管多普勒超声检查。

(7)血高铁血红蛋白、硫化血红蛋白、冷凝集素蛋白、冷凝素等检测。

3. 护理措施

(1)病情观察:定时评估及记录患者的生命体征和发绀情况,比较不同时间患者的变化情形,预期可能发生的改变并提供防范措施,以避免病情恶化。

(2)环境:布置舒适的环境,调节适当的温度、湿度,清洁空气,减少不适当的温度、湿度、尘埃所造成的呼吸不适。

(3)调整舒适卧位:使用床上桌、枕头、椅背等维持舒适的半卧位或坐位。

(4)合理安排休息:急性期应限制患者的活动并给予日常生活协助,维持氧消耗量于最低限度。

(5)吸氧:根据缺氧的情况选择合理的给氧浓度。

(6)心理护理:给予情绪安抚,保持镇静,鼓励患者说出自己的感受,培养有效的沟通方式;避免探视人员所造成的患者情绪激动,而增加氧的消耗;避免不必要的护理、检查及治疗所造成的焦虑,尽量集中护理。

(7)注意保暖:保暖可使血管扩张并促进血液循环。

(8)饮食调整:食用易消化、不发酵的食物,以减少肠内气体或便秘,避免膈肌上升,抑制呼吸运动。饮食宜少量多餐,以减少氧消耗量。

(9)禁烟:吸烟会刺激呼吸道黏膜,使分泌物增加,导致换气障碍。

七、晕厥

晕厥是短暂的意识丧失状态,是由于大脑一过性广泛性供血不足所致,一般为突然发作,迅速恢复,很少有后遗症。临床上以血管迷走性晕厥最常见,而心律失常所致的晕厥最为严重。

1.临床表现　晕厥发作时表现为突然发生的、历时数秒至数分钟的短暂意识丧失状态,多无手足抽搐及大小便失禁。意识恢复后无特殊不适,或仅有短暂而轻微的头晕、乏力、肢软等症状。

心源性晕厥常在卧位时发作,多伴有呼吸困难、发绀、胸闷和胸痛、低血压等症状,并常有异常心音和(或)心律不齐;低血糖性晕厥常在空腹时发作,常伴有面色苍白、冷汗、手抖、恶心等自主神经功能障碍等症状;神经源性晕厥可有一时性偏瘫、肢体感觉异常、偏盲、语言障碍或病理反射阳性等表现。

2.辅助检查

(1)血常规、尿常规、粪便常规、血糖、电解质、血气分析等。

(2)24 小时动态心电图、超声心动图检查、24 小时血压监测。

(3)脑电图、脑血流图、脑部 CT 和(或)MRI。

(4)脑血管造影。

(5)颈动脉窦压迫试验有助于诊断颈动脉窦综合征。方法:患者一般取仰卧位,检查者于患者两侧的颈动脉窦同时用拇指按摩,开始时轻用力,逐渐增加拇指的压力,一般持续 30 秒,同时严密观察患者情况、脑电图与心电图的改变。阳性反应者一般在 10~30 秒出现症状或脑电图慢波。检查过程中如发生下列情况之一,应中止按摩:①患者面色骤变苍白,或有意识障碍,或有抽搐;②脑电图出现慢波;③心率显著下降。

(6)倾斜试验。

3.护理评估

(1)病史评估:由于晕厥可由多种病因引起,有心源性、血管神经性、药物性、代谢性和脑血管病等,而心源性晕厥又可由多种原因产生,如各种严重心律失常、神经性等,所以,询问病史时应全面、系统,并掌握各种晕厥的特点。

对心源性晕厥患者的评估应注意以下几点:①晕厥的特点为意识丧失时间短,多在 1~2 分钟内恢复;②了解发作前有无先兆症状及诱因;③了解既往有无类似发作,是否有心脏病或其他疾病。

(2)身心状况:观察生命体征及意识状况,注意发作时有无抽搐、口吐白沫、大小便失禁等情况;注意监测心律、心率、血压等变化。评估患者有无焦虑或恐惧心理。

(3)辅助检查:常规心电图或 24 小时动态心电图检查,发作频繁者进行持续心电监测可了解发作时的心电情况。血液生化检查测定血钾及血糖,可帮助寻找病因。

4.护理措施

(1)协助患者平卧,解开衣领及领带,保持呼吸道通畅。

(2)伴抽搐者,将压舌板包纱布置入患者口腔中,防止舌咬伤;安装好床护栏,以免患者坠床。应有专人守护在患者身边。

(3)立即心电监护,并准备好抢救药品和器械。

(4)迅速建立静脉通道。

(5)严密观察患者生命体征及意识状况。

(6)做好患者及家属的安抚工作,以消除紧张恐惧心理。

(7)治疗原发疾病,消除诱因。

第二节　慢性心力衰竭的护理

慢性心力衰竭也称慢性充血性心力衰竭,是大多数心血管疾病的最终归宿,也是最主要的死亡原因。在西方国家心力衰竭的基础心脏病构成以高血压、冠状动脉心脏病为主,我国过去以心瓣膜病为主,但近年来高血压、冠状动脉心脏病所占比例呈明显上升趋势。

一、诱因与发病机制

(一)诱因

心力衰竭往往由一些增加心脏负荷的因素所诱发。常见诱发因素有以下几点:

1.感染　呼吸道感染最常见,其他感染如风湿活动、感染性心内膜炎、泌尿系感染和各种变态反应性炎症等也可诱发心力衰竭。感染可直接造成心肌损害,也可因其所致发热、代谢亢进和窦性心动过速等增加心脏负荷。

2.心律失常　各种类型的快速性心律失常可导致心排血量下降,增加心肌耗氧量,诱发或加重心肌缺血,其中心房颤动是器质性心脏病最常见的心律失常之一,也是心力衰竭最重要的诱发因素。严重的缓慢性心律失常可直接降低心排血量,诱发心力衰竭。

3.血容量增加　如饮食过度、摄入钠盐过多、输入液体过快、短期内输入液体过多等,均可诱发心力衰竭。

4.过度体力活动或情绪激动　体力活动、情绪激动和气候变化等,可增加心脏负荷,诱发心力衰竭。

5.贫血或出血　慢性贫血可致心排血量和心脏负荷增加,同时血红蛋白摄氧量减少,使心肌缺血缺氧甚至坏死,可导致贫血性心脏病。大量出血使血容量减少,回心血量和心排血量降低,并使心肌供血量减少和反射性心率加快,心肌耗氧量增加,导致心肌缺血缺氧,诱发心力衰竭。

6.其他因素　①妊娠和分娩;②肺栓塞;③治疗方法不当,如洋地黄过量或不足,不恰当停用降血压药等;④原有心脏病变加重或并发其他疾病,如心肌缺血进展为心肌梗死、风湿性心瓣膜病风湿活动合并甲状腺功能亢进症等。

(二)发病机制

慢性心力衰竭的发病机制十分复杂,当基础心脏病损及心功能时,机体首先发生多种代偿机制。这些代偿机制可使心功能在一定时间内维持在相对正常的水平,但也有其负性效应。各种不同机制相互作用衍生出更多反应,久之发生失代偿。

1.代偿机制　当心肌收缩力减弱时,为了保证正常的心排血量,机体通过以下机制进行代偿。

(1)Frank-Starling机制:即增加心脏的前负荷,使回心血量增多,心室舒张末期容积增加,从而增加心排血量及提高心脏做功量。心室舒张末期容积增加,意味着心室扩张,舒张末压力也增加,相应的心房压、静脉压也升高。当左心室舒张末压>18 mmHg时,出现肺充血的症状和体征。

(2)心肌肥厚:当心脏的后负荷增加时,常以心肌肥厚为主要的代偿机制,心肌收缩力增强,克服后负荷阻力,使心排血量在相当长时间内维持正常。心肌肥厚以心肌细胞增大为主,心肌细胞数增多不明显,细胞核和作为供给能源的物质线粒体也增大和增多,但程度和速度均落后于心肌细胞的增大,心肌从整体上显得能源不足,继续发展终至心肌细胞死亡。

(3)神经体液的代偿机制

①交感神经兴奋性增强:心衰患者血中去甲肾上腺素水平升高,作用心肌肾上腺素能受体,增强心肌收缩力并提高心率,以增加心排血量,但心率增快,使心肌耗氧增加。此外,去甲肾上腺素对心肌有直接毒性作用,使心肌细胞凋亡,参与心脏重塑过程;②肾素-血管紧张素系统(RAAS)激活:心排血量减少,肾血流量随之降低,RAAS被激活。

2.心力衰竭时各种体液因子的改变

(1)心钠肽和脑钠肽:心力衰竭时心钠肽和脑钠肽分泌均增加,其增高的程度与心力衰竭的严重程度呈正相关。

(2)精氨酸加压素:心力衰竭时,心房牵张受体的敏感性下降,使精氨酸加压素的释放不能受到相应的抑制,血浆精氨酸加压素水平升高。

3.内皮素 是由血管内皮释放的肽类物质,具有很强的收缩血管的作用。内皮素还可导致细胞肥大增生,参与心脏重塑过程。

4.心肌损害与心室重塑 原发性心肌损害和心脏负荷过重使心脏功能受损,可导致心室扩大或心室肥厚等各种代偿性变化。在心腔扩大、心肌肥厚的过程中,心肌细胞、胞外基质、胶原纤维网等均有相应的变化,即心室重塑的过程。目前大量的研究表明,心力衰竭发生的基本机制是心室重塑。

二、临床表现

(一)左心衰竭

主要表现为心排血量低和肺循环淤血的综合征。

1.症状

(1)呼吸困难:劳力性呼吸困难是左心衰竭最早出现的症状,开始多发生在较重体力活动时,休息后可缓解,病情进展后,轻微体力活动时也可出现,有的患者还可出现夜间阵发性呼吸困难,此为左心衰竭的典型表现。严重时可出现端坐呼吸、心源性哮喘和急性肺水肿。患者采取的坐位越高说明左心衰竭的程度越重,可据此估计左心衰竭的严重程度。

(2)咳嗽、咳痰、咯血:咳嗽是较早出现的症状,常发生在夜晚,患者坐起或站立时可减轻或消失,常咳白色泡沫痰,有时痰中带血丝,当肺淤血明显加重或肺水肿时,可咳粉红色泡沫痰。

(3)低心排血量症状:如有头晕、乏力、心悸、失眠或嗜睡、尿少、发绀等,其主要原因是心、脑、肾、骨骼肌等脏器组织血液灌注不足。

2.体征 呼吸加快、血压升高、心率增快,可有交替脉,多数患者有左心室增大。心尖部可闻及舒张期奔马律,肺动脉瓣区第2心音亢进。两肺底可闻及细湿啰音。原有瓣膜病变可闻及杂音及原有心脏病的体征。

(二)右心衰竭

主要表现为体循环淤血的综合征。

1.症状 患者可有食欲不振、恶心、呕吐、右上腹痛、腹胀、腹泻、尿少、夜尿等症状。原因是由于各脏器慢性持续性淤血所致。

2.体征

(1)患者颈静脉充盈、怒张,肝颈静脉反流征阳性。

(2)肝大:肝脏肿大伴有上腹部饱胀不适及明显压痛,还可出现黄疸和血清转氨酶水平升高,晚期可出现心源性肝硬化。

(3)水肿:双下肢及腰骶部水肿,严重的全身水肿,伴有胸、腹腔积液。

(4)其他:胸骨左缘第3～4肋间可闻及舒张期奔马律。右心室增大或全心增大时心浊音界向两侧扩大。三尖瓣区可闻及收缩期吹风样杂音。

(三)全心衰竭

此时左右心衰的临床表现同时存在。由于右心衰时右心排血量减少,能减轻肺淤血和肺水肿,故左心衰的症状和体征有所减轻。

心功能分级正确评价患者心功能,对于判断病情轻重和指导患者活动量具有重要意义。根据患者的临床症状和活动受限制的程度可将心功能分为4级[1928年纽约心脏病协会(NYHA)分级,美国心脏病协会(AHA)标准委员会1994年修订]。

Ⅰ级:体力活动不受限制。日常活动不引起心悸、乏力、呼吸困难等症状。

Ⅱ级:体力活动轻度受限。休息时无症状,日常活动即可引起以上症状,休息后很快缓解。

Ⅲ级:体力活动明显受限。休息时无症状,轻于日常活动即可引起以上症状,休息后较长时间症状才可缓解。

Ⅳ级:不能进行任何活动。休息时也有症状,稍活动后加重。

三、辅助检查

1.心电图。

2.X射线胸片及影像学检查。

3.超声心动图检查。

4.实验室检查 动脉血气分析、血常规、生化和心肌酶学。

5.放射性核素心室造影。

6.创伤性血流动力学检查等。

四、治疗原则与方法

(一)治疗原则和目的

慢性心力衰竭的短期治疗如纠正血流动力学异常、缓解症状等,并不能降低患者死亡率和改善长期预后。因此,治疗心力衰竭必须从长计议,采取综合措施,包括治疗病因、调节心力衰竭代偿机制以及减少其负面效应如拮抗神经体液因子的过分激活等,既要改善症状,又要达到下列目的:①提高运动耐量,改善生活质量;②阻止或延缓心室重构,防止心肌损害进一步加重;③延长寿命,降低死亡率。

(二)治疗方法

1.病因治疗

(1)治疗基本病因:大多数心力衰竭的病因都有针对性治疗方法,如控制高血压、改善冠状动脉心脏病心肌缺血、手术治疗心瓣膜病以及纠治先天畸形等。但病因治疗的最大障碍是发现和治疗太晚,很多患者常满足于短期治疗缓解症状而拖延时间,最终发展为严重的心力衰竭而失去良好的治疗时机。

(2)消除诱因:最常见诱因为感染,特别是呼吸道感染,应积极选用适当的抗生素治疗;对于发热持续1周以上者应警惕感染性心内膜炎的可能。心律失常特别是心房颤动是诱发心力衰竭的常见原因,对于心室率很快的心房颤动,如不能及时复律则应尽快控制心室率,潜在的甲状腺功能亢进症、贫血等也可能是心力衰竭加重的原因,应注意诊断和纠正。

2.一般治疗

(1)休息和镇静:包括控制体力和心理活动,必要时可给予镇静剂以保障休息,但对严重心力衰竭患者应慎用镇静剂。休息可减轻心脏负荷,减慢心率,增加冠状动脉供血,有利于改善心功能。但长期卧床易形成下肢静脉血栓,甚至导致肺栓塞,同时也使消化吸收功能减弱,肌肉萎缩。

(2)控制钠盐摄入:心力衰竭患者体内水钠潴留,血容量虽增加,因此减少钠盐的摄入,有利于减轻水肿等症状,并降低心脏负荷,改善心功能。应用强效排钠利尿剂时,应注意过分限盐会导致低钠血症。

3.药物治疗

(1)利尿剂的应用:利尿剂是治疗慢性心力衰竭的基本药物,对有液体潴留证据或原有液体潴留的所有心力衰竭患者,均应给予利尿剂。利尿剂可通过排钠排水减轻心脏容量负荷,改善心功能,对缓解淤血症状和减轻水肿有十分显著的效果。常用利尿剂的作用和剂量见表2-1。

表2-1　常用利尿剂的作用和剂量

种类	作用于肾脏位置	每天剂量
排钾类		
氢氯噻嗪(双氢克尿噻)	远曲小管	25～100 mg,口服
呋塞米(速尿)	Henle 襻上升支	20～100 mg,口服/静脉注射
保钾类		
螺内酯(安体舒通)	集合管醛固酮拮抗剂	25～100 mg,口服
氨苯蝶啶	集合管	100～300 mg,口服
阿米洛利	集合管	5～10 mg,口服

(2)血管紧张素转换酶(ACE)抑制剂的应用:ACE抑制剂是治疗慢性心力衰竭的基本药物,可用于所有左心功能不全者。其主要作用机制是抑制RAS系统,包括循环RAS和心脏组织中的RAS,从而具有扩张血管、抑制交感神经活性以及改善和延缓心室重构等作用;同时,ACE抑制剂还可抑制缓激肽降解,使具有血管扩张作用的前列腺素生成增多,并有抗组织增生作用。ACE抑制剂也可明显改善其远期预后,降低死亡率。因此,及早(如在心功能

代偿期)开始应用 ACE 抑制剂运行干预,是慢性心力衰竭药物治疗的重要进展。ACE 抑制剂种类很多,临床常用 ACE 抑制剂有卡托普利、依那普利等。

(3)增加心排出量的药物

1)洋地黄制剂:通过抑制心肌细胞膜上的 Na^+-K^+-ATP 酶,使细胞内 Na^+ 浓度升高,K^+ 浓度降低;同时 Na^+ 与 Ca^{2+} 进行交换,又使细胞内 Ca^{2+} 浓度升高,从而使心肌收缩力增强,增加心脏每搏血量,从而使心脏收缩末期残余血量减少,舒张末期压力下降,有利于缓解各器官淤血,尿量增加。一般治疗剂量下,洋地黄可抑制心脏传导系统,对房室交界区的抑制量最为明显,可减慢窦性心率、减慢心房扑动或颤动时的心室率;但大剂量时可提高心房、交界区及心脏的自律性,当血钾过低时,更易发生各种快速性心力衰竭。本制剂 0.25 mg/d,适用于中度心力衰竭的维持治疗,但对 70 岁以上或肾功能不良患者宜减量。毛花苷 C(西地兰)为静脉注射用制剂,适用于急性心力衰竭或慢性心力衰竭加重时,特别适用于心力衰竭伴快速心房颤动者。注射后 10 分钟起效,1～2 小时达高峰。每次用量 0.2～0.4 mg,稀释后静脉注射。

2)非洋地黄类正性肌力药物:多巴胺和多巴酚丁胺只能短期静脉应用;米力农对改善心力衰竭的症状效果肯定,但大型前瞻性研究和其他相关研究均证明,长期应用该类药物治疗重症慢性心力衰竭,其死亡率较不用者更高。

(4)β 受体阻滞剂的应用:β 受体阻滞剂可对抗心力衰竭代偿机制中的"交感神经活性增强"这一重要环节,对心肌产生保护作用,可明显提高其运动耐量,降低死亡率。β 受体阻滞剂应该用于 NYHA 心功能 Ⅱ 级或 Ⅲ 级、LVEF<40%,但病情稳定的所有慢性收缩性心力衰竭患者,但应在 ACE 抑制剂和利尿剂的基础上应用;同时,因其具有负性肌力作用,用药时仍应十分慎重。一般宜待病情稳定后,从小量开始用起,然后根据治疗反应每隔 2～4 周增加一次剂量,直达最大耐受量,并适量长期维持。症状改善常在用药后 2～3 个月出现。长期应用时避免突然停药。临床常用制剂有:①选择性 $β_1$ 受体阻滞剂,无血管扩张作用,如美托洛尔初始剂量 12.5 mg/d,比索洛尔初始剂量 1.25 mg/d;②非选择性 β 受体阻滞剂,如卡维地洛属第 3 代 β 受体阻滞剂,可全面阻滞 $α_1$、$β_1$ 和 $β_2$ 受体,同时具有扩血管作用,初始剂量 3.125 mg,2 次/天。β 受体阻滞剂的禁忌证为支气管痉挛性疾病、心动过缓以及 2 度或 2 度以上房室传导阻滞(安装心脏起搏器者除外)。

(5)血管扩张剂的应用:心力衰竭时,由于各种代偿机制的作用,使周围循环阻力增加,心脏的前负荷也增大。扩血管治疗,可以减轻心脏前、后负荷,改善心力衰竭症状。因此心力衰竭时,可考虑应用小静脉扩张剂如硝酸异山梨酯、阻断 $α_1$ 受体的小动脉扩张剂如肼屈嗪以及均衡扩张小动脉和小静脉制剂如硝普钠等静脉滴注。

五、护理评估

1.病史评估　详细询问患者起病情况,了解有无感染、过度劳累、情绪激动等诱因;有无活动后心悸、气促或休息状态下的呼吸困难,若为劳力性呼吸困难,还需了解患者产生呼吸困难的活动类型和轻重程度,如步行、爬楼、洗澡等,以帮助判断患者的心功能;询问患者有无咳嗽、咳痰,有无夜间性阵发呼吸困难。对于右心衰竭的患者,应注意了解患者是否有恶心、呕吐、食欲不佳、腹胀、体重(体质量)增加及身体低垂部位水肿等情况。了解患者既往的健康状况,评估有无引起心力衰竭的基础疾病,如冠状动脉心脏病、风湿性心脏病、心肌病等。

2.身体评估

（1）左心衰竭：评估患者有无活动后心悸、气促，有无夜间阵发性呼吸困难，有无咳嗽、咳痰、咯血等症状；了解患者有无心脏扩大及心脏杂音。应注意患者的心理反应，了解心理压力的原因。

（2）右心衰竭：了解患者有无上腹部不适和食欲不振等右心衰竭的早期表现；评估有无肝大、水肿、腹腔积液、颈静脉怒张等特征。

（3）全心衰竭：了解患者有无左心衰竭和右心衰竭的症状、体征；评估心力衰竭的基础疾病、扩张型心肌病及各种心脏病的晚期往往出现全心力衰竭表现。

3.日常生活型态　了解患者的饮食习惯，是否喜爱咸食、腊制品及发酵食品，是否吸烟、嗜酒、爱喝浓茶、咖啡等；了解患者的睡眠情况及排便情况，是否有便秘；评估患者的日常活动情况，是否为活动过度导致的心衰。

4.心理社会评估　长期的疾病折磨和心力衰竭的反复出现，使患者生活能力降低，生活上需要他人照顾，反复住院治疗造成的经济负担，常使患者陷于焦虑不安、内疚、恐惧、绝望之中；家属和亲人也会因长期照顾患者而身心疲惫。

六、护理诊断

1.气体交换受损　与左心衰致肺循环淤血有关。

2.体液过多　与右心衰致体循环淤血、水钠潴留有关。

3.活动无耐力　与心脏排血量下降有关。

4.潜在并发症　洋地黄中毒。

七、护理目标

1.患者呼吸困难、咳嗽等症状明显减轻，发绀消失，血气指标在正常范围。

2.胸腹腔积液、水肿减轻或消失。

3.患者能知道限制最大活动量的指征，按计划活动，主诉活动耐力增强。

4.患者能说出洋地黄中毒的表现，能及时发现和控制中毒。

八、护理措施

1.一般护理

（1）休息与活动：休息是减轻心脏负荷的重要方法，包括体力的休息、精神的放松和充足的睡眠。应根据患者心功能分级及患者基本状况决定活动量。

Ⅰ级：不限制一般的体力活动，积极参加体育锻炼，但要避免剧烈运动和重体力劳动。

Ⅱ级：适当限制体力活动，增加午休，强调下午多休息，可不影响轻体力工作和家务劳动。

Ⅲ级：严格限制一般的体力活动，每天有充分的休息时间，但日常生活可以自理或在他人协助下自理。

Ⅳ级：绝对卧床休息，生活由他人照顾。可在床上做肢体被动运动，轻微的屈伸运动和翻身，逐步过渡到坐或下床活动。鼓励患者不要延长卧床时间，当病情好转后，应尽早做适量的活动，因为长期卧床易导致血栓形成、肺栓塞、便秘、虚弱、直立性低血压的发生。

（2）饮食：给予低盐、低脂、低热量、高蛋白、高维生素、清淡易消化的饮食，少食多餐。①

限制食盐及含钠食物:Ⅰ度心力衰竭患者每日钠摄入量应限制在 2 g(相当于氯化钠 5 g)左右,Ⅱ度心力衰竭患者每日钠摄入量应限制在 1 g(相当于氯化钠 2.5 g)左右,Ⅲ度心力衰竭患者每日钠摄入量应限制在 0.4 g(相当于氯化钠 1 g)左右。但应注意在用强效利尿剂时,可放宽限制,以防发生电解质紊乱;②限制饮水量,高度水肿或伴有腹腔积液者,应限制饮水量,24 小时饮水量一般不超过 800 mL,应尽量安排在白天间歇饮水,避免大量饮水,以免增加心脏负担。

(3)排便的护理:指导患者养成按时排便的习惯,预防便秘。排便时切忌过度用力,以免增加心脏负担,诱发严重心律失常。

2. 对症护理及病情观察护理

(1)呼吸困难

1)休息与体位:让患者取半卧位或端坐卧位安静休息,鼓励患者多翻身、咳嗽,尽量做缓慢的深呼吸。

2)吸氧:根据缺氧程度及病情选择氧流量。

3)遵医嘱给予强心、利尿、扩血管药物,注意观察药物作用及不良反应,如血管扩张剂可致头痛及血压下降等;血管紧张素转换酶抑制剂的不良反应有直立性低血压、咳嗽等。

4)病情观察:应观察呼吸困难的程度、发绀情况、肺部啰音的变化,血气分析和血氧饱和度等,以判断药物疗效和病情进展。

(2)水肿

1)观察水肿的消长程度,每日测量体重,准确记录出入液量并适当控制液体摄入量。

2)限制钠盐摄入,每日食盐摄入量少于 5 g,服利尿剂者可适当放宽。限制含钠高的食品、饮料和调味品如发酵面食、腌制品、味精、糖果、番茄酱、啤酒、汽水等。

3)加强皮肤护理,协助患者经常更换体位,嘱患者穿质地柔软的衣服,经常按摩骨隆突处,预防压疮的发生。

4)遵医嘱正确使用利尿剂,密切观察其不良反应,主要为水、电解质紊乱。利尿剂的应用时间选择早晨或日间为宜,避免夜间排尿过频而影响患者的休息。

3. 用药观察与护理

(1)利尿剂:电解质紊乱是利尿剂最易出现的不良反应,应随时注意观察。氢氯噻嗪类排钾利尿剂,作用于肾远曲小管,抑制 Na^+ 的重吸收,并可通过 Na^+-K^+ 交换机制降低 K^+ 的吸收易出现低钾血症,应监测血钾浓度,给予含钾丰富的食物,遵医嘱及时补钾;氨苯蝶啶直接作用于肾远曲小管远端,排钠保钾,利尿作用不强,常与排钾利尿剂合用,起保钾作用。出现高钾血症时,遵医嘱停用保钾利尿剂,嘱患者禁食含钾高的食物,严密观察心电监护变化,必要时予胰岛素等紧急降钾处理。

(2)ACE 抑制剂:ACE 抑制剂的不良反应有低血压、肾功能一过性恶化、高钾血症、干咳、血管神经性水肿以及少见的皮疹、味觉异常等。对无尿性肾衰竭、妊娠哺乳期妇女和对该类药物过敏者禁止应用,双侧肾动脉狭窄、血肌酐水平明显升高($>225\ \mu mol/L$)、高钾血症($>5.5\ mmol/L$)、低血压(收缩压$<90\ mmHg$)或不能耐受本药者也不宜应用本类药物。

(3)洋地黄类药物:加强心肌收缩力,减慢心率,从而改善心功能不全患者的血流动力学变化。其用药安全范围小,易发生中毒反应。

1)严格按医嘱给药,教会患者服地高辛时应自测脉搏,如脉搏<60 次/分或节律不规则应

暂停服药并告诉医师;毛花苷 C 或毒毛花苷 K 静脉给药时需稀释后缓慢静脉注射,并同时监测心率、心律及心电图变化。

2)密切观察洋地黄中毒表现,包括:①心律失常:洋地黄中毒最重要的反应是出现各种类型的心律失常,是由心肌兴奋性过强和传导系统传导阻滞所致,最常见者为室性期前收缩(多表现为二联律)、非阵发性交界区心动过速、房性期前收缩、心房颤动以及房室传导阻滞;快速房性心律失常伴房室传导阻滞是洋地黄中毒的特征性表现。洋地黄可引起心电图 ST-T 改变,但不能据此诊断为洋地黄中毒;②消化道症状:食欲减退、恶心、呕吐等(需与心力衰竭本身或其他药物所引起的胃肠道反应相鉴别);③神经系统症状:头痛、头晕、抑郁、嗜睡、精神改变等;④视觉改变:视物模糊、黄视、绿视等。测定血药浓度有助于洋地黄中毒的诊断。

3)洋地黄中毒的处理:①发生中毒后应立即停用洋地黄药物及排钾利尿剂;②单发室性期前收缩、一度房室传导阻滞等在停药后常自行消失;③对于快速性心律失常患者,若血钾浓度低则静脉补钾,如血钾不低可用利多卡因或苯妥英钠;有传导阻滞及缓慢性心律失常者,可用阿托品 0.5～1.0 mg 皮下或静脉注射,需要时安置临时心脏起搏器。

(4)β受体阻滞剂:必须从极小剂量开始逐渐加大剂量,每次剂量增加的时间梯度不宜少于 5～7 天,同时严密监测血压、体重、脉搏及心率变化,防止出现传导阻滞和心衰加重。

(5)血管扩张剂

1)硝普钠:用药过程中,要严密监测血压,根据血压调节滴速,一般剂量 0.5～3 μg/(kg·min),连续用药不超过 7 天,嘱患者不要自行调节滴速,体位改变时动作宜缓慢,防止直立性低血压发生;注意避光,现配现用,液体配制后无论是否用完需 6～8 小时更换;长期用药者,应监测血氰化物浓度,防止氰化物中毒,临床用药过程中发现老年人易出现精神方面的症状,应注意观察。

2)硝酸甘油:用药过程中可出现头胀、头痛、面色潮红、心率加快等不良反应,改变体位时易出现直立性低血压。用药时从小剂量开始,严格控制输液速度,做好宣传教育工作,以取得配合。

4.心理护理

(1)护士自身应具备良好的心理素质,沉着、冷静,用积极乐观的态度影响患者及家属,使患者增强战胜疾病的信心。

(2)建立良好的护患关系,关心体贴患者,简要解释使用监测设备的必要性及作用,得到患者的充分信任。

(3)对患者及家属进行适时的健康指导,强调严格遵医嘱服药、不随意增减或撤换药物的重要性,如出现中毒反应,应立即就诊。

第三节　急性心力衰竭的护理

急性心力衰竭是指因急性心脏病变引起心排血量急剧降低而导致的组织器官灌注不足和急性淤血综合征,临床上以急性左心衰竭较为常见,主要表现为肺水肿或心源性休克,是严重的急危重症,抢救是否及时合理与患者预后密切相关。急性右心衰竭即急性肺源性心脏病,主要由大面积肺梗死所致。

一、诱因与发病机制

使心排血量急剧降低和肺静脉压突然升高的心脏结构或功能性突发异常,均可导致急性左心衰竭。

1.急性弥漫性心肌损害引起心肌收缩力急剧下降,如急性广泛心肌梗死、急性重症心肌炎等。

2.急性机械性阻塞引起心脏压力负荷突然加重,排血受阻,如严重的心瓣膜狭窄、心室流出道梗阻、心房内血栓或黏液瘤嵌顿、动脉主干或大分支栓塞等。

3.急性心脏容量负荷加重,如外伤、急性心肌梗死或感染性心内膜炎等引起的心瓣膜损害穿孔、腱索断裂致瓣膜急性反流、心室乳头肌功能不全、间隔穿孔,主动脉窦动脉瘤破裂入心腔,以及静脉输血或输液过多或过快等。

4.急性心室舒张受限,如急性大量心包积液或积血、快速异位心律等。

5.严重的心律失常使心脏暂停排血或排血量显著减少,如心室颤动和其他严重的室性心律失常、心室暂停、显著的心动过缓等。

上述原因导致心排血量急剧减少,左心室舒张末期压迅速升高,肺静脉回流不畅,肺静脉压快速升高,肺毛细血管压随之升高,使血管内液体渗入到肺间质和肺泡内,形成急性肺水肿。在肺水肿早期可因交感神经激活使血压升高,但随着病情的持续进展,血管反应性减弱,血压将逐步下降。

二、临床表现

急性左侧心力衰竭主要表现为急性肺水肿。患者表现突发严重呼吸困难,呼吸频率常达30~40次/分,吸气时肋间隙和锁骨上窝内陷,同时频繁咳嗽,咳大量粉红色泡沫状痰。患者常取坐位,两腿下垂,极度烦躁不安、大汗淋漓、皮肤湿冷、面色灰白,极重者可因脑缺氧而致神志模糊。急性心肌梗死引起心力衰竭者常有剧烈胸痛。

急性肺水肿早期可因交感神经激活,血压可一度升高,随着病情进展,血压常下降,严重者可出现心源性休克。听诊时,两肺布满湿性啰音和哮鸣音,心尖部第一心音减弱,心率增快,同时有舒张早期奔马律、肺动脉瓣第二心音亢进。

三、治疗原则

急性左侧心力衰竭是危重急症,应积极而迅速地抢救。

1.吗啡 是治疗急性肺水肿极为有效的药物。吗啡可减弱中枢交感冲动,使外周静脉和小动脉扩张而减轻心脏负荷。其镇静作用又可减轻患者躁动所带来的额外心脏负担。5~10 mg静脉缓慢推注,于3分钟内推完,必要时每间隔15分钟重复1次,共2~3次。应用时随时准备好吗啡拮抗药。肺水肿伴颅内出血、意识障碍及慢性肺部疾病者禁用吗啡,年老体弱者应酌情减量或改为皮下或肌内注射。

2.快速利尿 呋塞米20~40 mg静脉注射,于2分钟内推完,4小时后可重复1次,可减少血容量,扩张静脉,缓解肺水肿。应注意观察并准确记录尿量,必要时行导尿。

3.血管扩张药 硝酸甘油、硝普钠、酚妥拉明等。

4.洋地黄类药 一般选用毛花苷C或毒毛花苷K。应先利尿,后强心,避免左、右心室排血量不均衡而加重肺淤血和肺水肿。

5.氨茶碱 可解除支气管痉挛,并有一定的正性肌力及扩血管利尿作用,可起辅助作用。

四、护理评估

1.病史评估 评估急性发作的诱因,了解患者的既往健康状况;评估有无引起心力衰竭的基础疾病,如冠状动脉心脏病、风湿性心脏病、心肌病。

2.身体评估 评估有无急性肺水肿的体征;了解呼吸困难,端坐呼吸,频繁咳嗽,咳大量粉红色泡沫样痰是否为突发严重;有无面色青灰,口唇发绀,大汗淋漓,皮肤湿冷;患者有无心源性休克和意识障碍。

3.心理-社会状况评估 评估因急性发作后而窒息感,导致患者极度烦躁不安、恐惧,应注重患者的心理反应,了解心理压力的原因;患者亲属可因患者病情急性加重的恐惧、慌乱、不理解,也可因为长期照顾患者而身心疲惫,失落感增强。

4.辅助检查 急性发作时积极处理,稳定后可行心脏三位片,心电图、超声心动图可帮助了解心脏大小及供血情况;胸部 X 射线检查可了解肺淤血情况及有无肺部感染;无创性和有创性血流动力学测定,对心功能不全的诊断、预后、评价治疗措施具有重要意义。

五、护理诊断

1.气体交换受损 与急性肺水肿有关。

2.恐惧 与突发病情加重而担心疾病预后有关。

3.清理呼吸道无效 与呼吸道分泌物增多、咳嗽无力有关。

4.潜在并发症 心源性休克。

六、护理目标

1.患者呼吸困难、咳嗽等症状减轻。

2.患者焦虑/恐惧程度减轻,配合治疗及护理。

3.患者呼吸道通畅,呼吸道分泌物减少并能咳出。

4.患者得到及时治疗与处理,血流动力学稳定。

七、护理措施

1.心理护理 急性心力衰竭时患者往往会产生濒死感,有些患者会因此失去信心,拒绝与医护人员合作。护理人员应态度和蔼,技术娴熟,从容镇定,积极给予患者安慰、鼓励,增强信任感。允许并倾听患者表达对死亡的恐惧,劝说家属保持冷静,以免给患者造成不良刺激,减轻焦虑与恐惧。对于过度紧张、焦虑的患者,遵医嘱可给予镇静药。

2.体位 取坐位或半卧位,双腿下垂,也可用止血带四肢轮扎,以减少静脉回流。还可根据需要提供倚靠物如枕头等,以节省患者体力。同时加床挡防止患者坠床。

3.给氧 遵医嘱给予高流量 6~8 L/min 氧气吸入,湿化瓶内加入 25%~50%的乙醇,降低肺泡内泡沫表面张力,改善通气功能。必要时给予麻醉剂加压吸氧或双水平气道正压通气,但应注意观察患者的二氧化碳潴留情况。对已经出现严重低氧血症合并二氧化碳潴留时可考虑行有创通气进行治疗。

4.生命体征监测 对患者进行心电、呼吸、血压等监护,详细记录,测量脉率时注意脉律,同时测心率和心律,观察患者有无缺氧所致的意识障碍、思维紊乱,并做好用药护理。判断呼吸困难程度,观察咳嗽情况、痰的量及颜色。观察患者皮肤颜色,并注意患者意识的变化。定时翻身、叩背,协助排痰。

5.其他 各项检查、治疗前向患者说明目的、意义,让患者明白医护人员正积极采取措施,使患者建立病情会好转的信念。

第四节 心律失常的护理

一、概述

心律失常是指心脏冲动的频率、节律、起源部位、传导速度与激动次序的异常。心律失常是十分常见的,许多疾病和药物都可引起和诱发心律失常。在临床上各种心律失常可单独出现,也可同时出现,其表现形式较为复杂,其临床意义依其发生原因、伴随临床情况、有无器质性心脏病和血流动力学障碍等因素而异。严重心律失常可引起严重血流动力学障碍、短暂意识丧失或猝死等危急状态的心律失常。早期识别和及时处理心律失常具有十分重要的临床意义。

(一)心律失常的分类

心律失常的分类如图 2-1 所示。

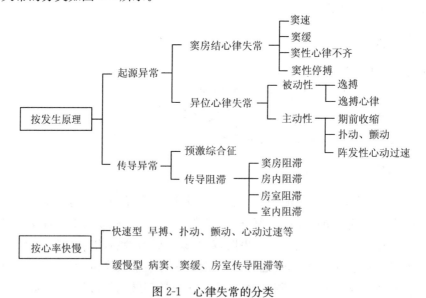

图 2-1 心律失常的分类

(二)心律失常的发病机制

心律失常的发生机制包括冲动形成的异常和(或)冲动传导的异常。

1.冲动形成异常

(1)异常自律性:窦房结、结间束、冠状窦口附近、房室结的远端和希氏束-浦肯野系统等处的心肌细胞均具有自律性。自主神经系统兴奋性改变或其内在病变,均可导致不适当的冲动发放。此外,原来无自律性的心肌细胞,如心房、心室肌细胞,亦可在病理状态下出现异常自律性,诸如心肌缺血、药物、电解质紊乱、儿茶酚胺增多等均可导致异常自律性的形成。

(2)触发活动:是指心房、心室与希氏束-浦肯野组织在动作电位后产生除极活动,被称为后除极。若后除极的振幅增高并抵达阈值,便可引起反复激动。触发活动与自律性不同,但亦可导致持续性快速性心律失常。多见于局部出现儿茶酚胺浓度增高、心肌缺血-再灌注、低钾血症、高钙血症及洋地黄中毒时。

2.冲动传导异常　折返是所有快速心律失常中最常见的发生机制,产生折返的基本条件是传导异常,它包括:

(1)心脏两个或多个部位的传导性与不应期各不相同,相互连接形成一个闭合环。

(2)其中一条通道发生单向传导阻滞。

(3)另一通道传导缓慢,使原先发生阻滞的通道有足够时间恢复兴奋性。

(4)原先阻滞的通道再次激动,从而完成一次折返激动。冲动在环内反复循环,形成持续而快速的心律失常。

二、窦性心律失常

窦性心律是指心脏冲动起源于窦房结的心律。当心律仍由窦房结所发出的冲动所控制,但频率过快、过慢或不规则时称为窦性心律失常。

(一)窦性心动过速

1.临床表现　成人窦性心律的频率超过 100 次/分,为窦性心动过速。通常逐渐开始和终止,频率大多在 100～150 次/分,偶有高达 200 次/分。刺激迷走神经可使其频率逐渐减慢,停止刺激后又加速至原先水平。窦性心动过速可见于健康人吸烟、饮茶或咖啡、饮酒、体力活动及情绪激动时。某些病理状态,如发热、甲状腺功能亢进症、贫血、休克、心肌缺血、充血性心力衰竭以及应用肾上腺素、阿托品等药物亦可引起窦性心动过速。

窦性心动过速的治疗应针对病因和去除诱发因素,如治疗心力衰竭、纠正贫血、控制甲状腺功能亢进症等。必要时 β 受体阻滞剂如美托洛尔可用于减慢心率。

2.心电图特点

(1)窦性 P 波。

(2)P 波速率＞100 次/分(P-P 间隔＜0.6 s)。

(3)通常逐渐开始与终止。

(二)窦性心动过缓

1.临床表现　成人窦性心律的频率低于 60 次/分,称为窦性心动过缓。窦性心动过缓常同时伴有窦性心律不齐(即不同 P-P 间期的差异大于 0.12 s)。窦性心动过缓常见于健康的青年人、运动员与睡眠状态。其他原因包括颅内疾患、严重缺氧、低温、甲状腺功能减退、阻塞性黄疸,以及应用拟胆碱药物、胺碘酮、β 受体阻滞剂、非二氢吡啶类的钙离子拮抗剂或洋地黄等药物。窦房结病变、急性下壁心肌梗死也常发生窦性心动过缓。

无症状的窦性心动过缓通常无须治疗。如因心率过慢,出现心排血量不足症状,可应用阿托品、麻黄碱或异丙肾上腺素等药物,但长期应用往往效果不确定,易发生严重不良反应,故应考虑心脏起搏治疗。

2.心电图特点

(1)窦性 P 波。

(2)P 波速率<60 次/分(P-P 间隔>1.0 s)。

(三)窦性停搏

窦性停搏或窦性静止是指窦房结在一个不同的长短时间内不能产生冲动,导致心房及心室电活动和机械活动暂停或中断的现象。

1.临床表现　迷走神经张力增高或颈动脉窦过敏均可发生窦性停搏。此外,急性心肌梗死、窦房结变性与纤维化、脑血管意外等病变、应用洋地黄类药物、乙酰胆碱等药物亦可引起窦性停搏。长时间的窦性停搏后,下位的潜在起搏点,如房室交界处或心室,可发出单个逸搏或逸搏性心律控制心室。过长时间的窦性停搏如无逸搏发生,可令患者出现黑矇、短暂意识障碍或晕厥,严重者可发生阿-斯(Adams-Stokes)综合征以致死亡。

2.心电图特点

(1)很长一段时间内无 P 波发生,或 P 波与 QRS 波群均不出现。

(2)长的 P-P 间期与基本的窦性 P-P 间期无倍数关系。

(3)长时间的窦性停搏后,下位的潜在起搏点,如房室交界处或心室可发出单个逸搏或逸搏性心律。

(四)病态窦房结综合征

病态窦房结综合征是由于窦房结或其周围组织的器质性病变,导致窦房结起搏和(或)传导功能障碍,引发以心动过缓为主要特征的多种心律失常,并引起相应症状体征的临床综合征。

1.病因

(1)心脏病变损害窦房结。

(2)窦房结周围神经或心房肌病变,窦房结动脉供血减少。

(3)迷走神经张力增高,抗心律失常药物抑制窦房结功能。

2.临床表现　患者出现与心动过缓有关的心、脑等脏器供血不足的症状,如发作性头晕、黑矇、乏力等,严重者可发生晕厥。如有心动过速发作,则可出现心悸、心绞痛等症状。

3.心电图特点

(1)持续而显著的窦缓(50 次/分以下),非药物引起,阿托品不易纠正。

(2)窦性停搏(>2 s)。

(3)窦房传导阻滞,房室传导阻滞(双结病变)。

(4)慢-快综合征。

4.治疗　若患者无心动过缓有关症状,不必治疗,仅定期随诊观察。对于有症状的病态窦房结综合征患者,应接受起搏器治疗。心动过缓-心动过速综合征患者发作心动过速,单独应用抗心律失常药物治疗,可能加重心动过缓。应用起搏治疗后,患者仍有心动过速发作,可同时应用抗心律失常药物。

三、期前收缩和预激综合征

(一)期前收缩

期前收缩是指窦房结以外的异位起搏点过早发出冲动控制心脏收缩,是临床上最常见的心律失常。按照部位划分可分为房性、室性(最多见)和交界性;按照频率可分为偶发和频发(>5次/分);按照形态可分为多源性(多个异位起搏点,同导联上出现不同形态)和单源性(单个异位起搏点,同导联上出现形态相同)。期前收缩有时呈规律的出现,如每隔1个或2个正常心搏后出现1个期前收缩(或每隔1个后出现2个期前收缩),且周而复始连续发生,即称之为二(三)联律。

1.病因

(1)生理性:健康人过劳,情绪紧张,过度吸烟,饮酒、浓茶、咖啡时出现。

(2)病理性:各种心脏病,如冠心病、风湿性心脏病、心肌炎、心肌病、二尖瓣脱垂等。

(3)药物影响:洋地黄中毒、奎尼丁、普鲁卡因胺、肾上腺素、麻醉药等。

(4)其他:电解质紊乱、心脏手术、心导管检查等。

2.临床表现

(1)偶发可无症状,部分可有漏跳或心跳暂停感。

(2)频发使心排出量减少,出现重要器官供血不足症状,如头晕、晕厥、心悸、胸闷、憋气、心绞痛。

(3)听诊:心律不齐,基本心律在期前收缩后出现较长的停歇,期前收缩的 S_1 增强,而 S_2 相对减弱甚至消失,短绌脉。

3.心电图特点

(1)房性期前收缩的心电图特征

1)提前出现的P波,形态与窦性P波稍有差别。

2)P-R间期≥0.12 s。

3)P波后的QRS波多正常。

4)P后代偿间歇多不完全。

(2)室性期前收缩的心电图特征

1)提前出现的QRS波群宽大畸形,QRS时限≥0.12 s。

2)提前出现的QRS波群其前无相关P波。

3)ST段、T波与QRS主波方向相反。

4)大多有完全性代偿间歇。

4.治疗要点

(1)病因治疗:积极治疗原发病,解除诱因。

(2)室上性一般无须治疗,严重可选维拉帕米(异搏定)、镇静剂、β受体阻滞剂等。

(3)室性首选利多卡因,口服美西律(慢心律)、普罗帕酮(心律平)等。

(二)预激综合征

预激综合征又称WPW综合征,是指心电图呈预激表现,临床上有心动过速发作。心电图的预激是指心房冲动提前激动心室的一部分或全体。发生预激的解剖学基础是在房室特殊传导组织以外,还存在一些由普通工作心肌组成的肌束。连接心房与心室之间者,称为房室旁路或Kent束,Kent束可位于房室环的任何部位。除Kent束以外,尚有3种较少见的旁路:①房-希氏束;②结-室纤维;③分支室纤维,这些解剖联系构成各自不尽相同的心电图表现。

1.病因 大规模人群统计,预激综合征的发生率平均为1.5‰。预激综合征患者大多无其他心脏异常征象。可于任何年龄经体检心电图或发作阵发性室上性心动过速时被发现,以男性居多。先天性心血管病如三尖瓣下移畸形、二尖瓣脱垂与心肌病等可并发预激综合征。

2.临床表现 预激本身不引起症状。具有预激心电图表现者,心动过速的发生率为1.8%,并随年龄增长而增加。其中80%心动过速发作为房室折返性心动过速,15%～30%为心房颤动,5%为心房扑动。频率过于快速的心动过速(特别是持续发作心房颤动),可恶化为心室颤动或导致充血性心力衰竭、低血压。

3.心电图特点

房室旁路典型预激表现为:①窦性心搏的 PR 间期短于 0.12 s;②某些导联 QRS 波群超过 0.12 s,QRS 波群起始部分粗钝(称△波),终末部分正常;③ST-T 波呈继发性改变,与QRS 波群主波方向相反。根据心前区导联 QRS 波群的形态,以往将预激综合征分成 2 型:A型 QRS 主波均向上,预激发生在左心室或右心室后底部;B 型在 V$_1$ 导联 QRS 波群主波向下,V$_5$、V$_6$ 导联向上,预激发生在右心室前侧壁。

预激综合征发作房室折返性心动过速,最常见的类型是通过房室结前向传导,经旁路作逆向传导,称正向房室折返性心动过速,QRS 波群形态与时限正常。5%的患者,折返路径恰巧相反:经旁路前向传导、房室结逆向传导,产生逆向房室折返性心动过速,发生心动过速时,QRS 波群增宽、畸形,此型极易与室性心动过速混淆,应注意鉴别。预激综合征患者亦可发生心房颤动与心房扑动,若冲动沿旁路下传,由于其不应期短,会产生极快的心室率,甚至演变为心室颤动。

4.治疗要点 若患者从无心动过速发作或偶有发作但症状轻微者,无须给予治疗。如心动过速发作频繁伴有明显症状,应给予治疗。治疗方法包括药物、导管消融术和外科手术。

预激综合征患者发作正向房室折返性心动过速,首选药物为腺苷或维拉帕米静脉注射,也可选用普罗帕酮。洋地黄缩短旁路不应期使心室率加快,因此不应单独用于曾经发作心房颤动或扑动的患者。预激综合征患者发作心房扑动与颤动时伴有晕厥或低血压,应立即电复律。治疗药物宜选择延长房室旁路不应期的药物,如普鲁卡因胺或普罗帕酮。应当注意,静脉注射利多卡因与维拉帕米(异搏定)会加速预激综合征合并心房颤动患者的心室率。假如心房颤动的心室率已很快,静脉注射维拉帕米甚至会诱发心室颤动。

经导管消融旁路作为根治预激综合征室上性心动过速发作应列为首选,其适应证是:①心动过速发作频繁者;②心房颤动或扑动经旁路快速前向传导,心室率极快,旁路的前向传导不应期短于 250 ms 者;③药物治疗未能显著减慢心动过速时的心室率者。

近年来射频消融治疗本病取得极大的成功,而且死亡率很低,提供了一个治愈心动过速的途径。射频消融治疗可考虑在极早期应用,已可取代大多数药物治疗或手术治疗。

四、快速型心律失常

(一)阵发性室上性心动过速

阵发性室上性心动过速(以下简称室上速)是指起源心房或房室结的快速而规则的异位心律,频率在 150～250 次/分。

1.临床表现

(1)阵发性心悸,症状突发突止,持续数秒至数小时或数天不等。

(2)发作时有心悸、胸闷、乏力、头晕等不适。

(3)心脏听诊心率为150～250次/分,快而整齐,心音有力,多无心脏杂音,血压正常或稍低。脉搏快而规则,频率为150～250次/分。

2.心电图特点

(1)连续3个以上快速QRS波,频率150～250次/分,节律规则。

(2)QRS波形态和时限正常,当伴室内差异性传导时,QRS波增宽。

(3)若可见P波,P波为逆行性(Ⅱ、Ⅲ、aVF导联倒置)。

(4)起止突然,通常由1个期前收缩触发。

(5)暂时性ST段压低和T波倒置。

3.治疗要点

(1)刺激迷走神经:适用于无明显血流动力学障碍的年轻患者,可作为室上速急诊治疗的第一步,常用的方法有颈动脉窦按摩、刺激咽喉部诱导恶心等,刺激过程中应监测心音或脉搏,一旦心动过速终止即停止刺激。

(2)药物:腺苷为首选药。减慢房室结和旁路传导和延长不应期的药物因能阻断折返激动通常都能终止室上速。其中洋地黄类、钙离子拮抗剂、β受体阻滞剂和腺苷主要抑制房室结慢通道的前向传导,而Ⅰa和Ⅰc类药物可抑制快通道的逆向传导。

(3)电复律:无效可采用同步直流电复律,但已用洋地黄者不应接受电复律治疗。

(4)起搏器治疗:具备抗心动过速功能的起搏器治疗。

(5)射频消融术:对反复发作或药物难以奏效或不能长期服药的房室结折返性心动过速或房室折返性心动过速宜作射频消融术,以期根治。射频消融术安全、迅速、有效且能治愈。

(二)室性心动过速

室性心动过速(室速)系指起源于希氏束分支以下部位频率大于100次/分的室性快速心律。室速按发作持续时间分为非持续性室速(发作持续时间短于30 s,能自行终止)和持续性室速(发作持续时间超过30 s,需药物或电复律方能终止)。

1.临床表现

(1)非持续性室速或持续性室速不伴有血流动力学障碍者一般生命体征较平稳,心脏听诊心率快而大致规则,发作间歇可闻及期前收缩。患者感明显的心慌胸闷,有明显的器质性心脏病时可有心绞痛、急性左心衰竭。

(2)有血流动力学障碍者可出现血压降低、呼吸困难、大汗、四肢冰冷,甚至出现阿-斯综合征、猝死。

2.心电图特点

(1)心室率一般为140～220次/分,心律可稍不规则。

(2)3个或3个以上连续而迅速出现的室性期前收缩。

(3)QRS波宽大畸形,时限≥0.12 s,有继发ST-T改变,T波与QRS波方向相反。

(4)多数情况下P波与QRS波无关,形成房室分离。

(5)常可见到心室夺获或室性融合波,是确诊室速最重要依据。

3.治疗要点　大多数室性心动过速发作时症状较重,持续性室性心动过速,特别是心室率极快的无脉性室速,临床表现凶险,常可转为心室纤颤而发生猝死,故必须及时有效地终止。室性心动过速的急诊治疗包括:立即终止室速发作;寻找和消除诱发因素;积极治疗原发病;预防室速复发和心脏性猝死。

(1)室性心动过速如无显著血流动力学障碍或伴有昏厥的非持续性室性心动过速可选药物治疗。首选利多卡因静脉注射或静脉滴注。

(2)其他抗心律失常药物,如普罗帕酮、普鲁卡因胺,无效可选用胺碘酮。

(3)如患者已发生低血压、休克、心绞痛等,应迅速用同步直流电复律术。

(4)洋地黄中毒引起的室速,不宜用电复律,应给予药物治疗。

单一药物治疗无效时,可联合应用作用机制不同的药物,各自药量均可减少。不应使用单一药物大剂量治疗,以免增加药物的不良反应。抗心律失常药物亦可与埋藏式心室起搏装置合用,治疗复发性室性心动过速。植入式心脏复律除颤器、外科手术亦已成功应用于选择性病例。对于无器质性心脏病的特发性单源性室速导管射频消融根除发作疗效甚佳。冠状动脉旁路移植手术对某些冠状动脉心脏病合并室速的患者可能有效。

(三)心房扑动

1.临床表现　心房扑动的心室率不快时,患者可无症状。心房扑动伴有极快的心室率,可诱发心绞痛与充血性心力衰竭。体格检查可见快速的颈静脉扑动。心房扑动往往有不稳定的倾向,可恢复窦性心律或进展为心房颤动,但亦可持续数月或数年。

2.心电图特点

(1)心房活动呈现规律的锯齿状扑动波称为 F 波,扑动波之间的等电线消失,在 Ⅱ、Ⅲ、aVF 或 V_1 导联最为明显。典型心房扑动的心房率通常为 $250\sim300$ 次/分。

(2)心室率规则或不规则,取决于房室传导比率是否恒定。不规则的心室率系由于传导比率发生变化所致。

(3)QRS 波群形态正常,当出现室内差异传导或原先有束支传导阻滞时,QRS 波群增宽、形态异常。

3.治疗要点　应针对原发疾病进行治疗。终止心房扑动最有效的方法是直流电复律,通常应用很低的电能(低于 50 J),便可迅速将心房扑动转复为窦性心律。钙离子拮抗剂维拉帕米或地尔硫䓬,能有效减慢心房扑动之心室率。超短效的 β 受体阻滞剂艾司洛尔 20 $\mu g/(kg \cdot min)$,亦可用于减慢心房扑动时的心室率。若上述治疗方法无效,或心房扑动发作频繁,可应用洋地黄制剂(地高辛或毛花苷 C)减慢心室率,但常需较大剂量始能达到目的。用药后,心房扑动通常先转变为心房颤动,停药后再恢复窦性心律。若单独应用洋地黄未能奏效,联合应用 β 受体阻滞剂或钙离子拮抗剂可有效控制心室率。Ⅰa(如奎尼丁)或Ⅰc(如普罗帕酮)类抗心律失常药能有效转复心房扑动并预防复发。如心房扑动持续发作,Ⅰ类与Ⅲ类药物均不应持续应用,治疗目标旨在减慢心室率,保持血流动力学稳定。射频消融可根治心房扑动,因心房扑动的药物疗效有限,对于症状明显或引起血流动力学不稳定的心房扑动,应选用射频消融治疗。

(四)心房颤动

心房颤动是临床最常见的持续性心律失常,常见于器质性心脏病如冠状动脉心脏病、心力衰竭、先天性心脏病、肺心病等,尤其左心房明显扩大者;在非器质性心脏病也可发生,如甲状腺功能亢进症、乙醇及洋地黄中毒等;另有少数心房颤动找不到明确病因,称为孤立性(或特发性)心房颤动。心房颤动的发生率随年龄增大而增加,40 岁为 0.3%,60~80 岁为 5%~9%,80 岁以上老年人约 10%。心房颤动对临床的主要危害是增加血栓栓塞的危险,心房颤动患者与非心房颤动患者比较,脑卒中的发生率增加 5 倍,死亡率增加 2 倍。

1.临床表现　心房颤动初始,患者恐惧不安、心悸不适,心室率极快时可出现心绞痛、晕厥或心功能不全的表现。慢性持续性心房颤动的症状因心室率、有无器质性心脏病和血栓栓塞并发症而异,心音强弱不等,心律极不规则和脉搏短绌是心房颤动的主要体征。

心房颤动症状的轻重受心室率快慢的影响。心室率超过 150 次/分,患者可发生心绞痛与充血性心力衰竭;心室率不快时,患者可无症状。心房颤动时心房有效收缩消失,心排血量比窦性心律时减少达 25% 或更多。心房颤动并发体循环栓塞的危险性甚大。栓子来自左心房,多在左心耳部,脑卒中的机会较无心房颤动者高出 5～7 倍。二尖瓣狭窄或二尖瓣脱垂合并心房颤动时,脑栓塞的发生率更高。心脏听诊第一心音强度变化不定,心律极不规则。当心室率快时可发生脉搏短绌。

2.心电图特点

(1)窦性 P 波消失,代之以大小、形态、间隔不一的 f 波,频率 350～600 次/分。

(2)R-R 间隔绝对不规则,心室率 100～160 次/分。

(3)QRS 波群形态一般正常。

3.治疗要点

(1)积极治疗原发病。

(2)阵发性:如持续时间短,症状不明显可无须治疗。

(3)持续性:主要控制过快的心室率。控制心房颤动的心室率常用洋地黄、钙离子拮抗剂及 β 受体阻滞剂静脉注射。其中洋地黄主要用于慢性心房颤动。具有预激综合征的心房颤动患者则禁用洋地黄和钙离子拮抗剂。

(4)最有效的复律手段为同步直流电复律术。药物转复常用Ⅰa、Ⅰc及Ⅲ类抗心律失常药,有器质性心脏病、心功能不全的患者首选胺碘酮,无器质性心脏病者可首选Ⅰ类抗心律失常药。

(5)心房颤动持续超过 48 小时,复律前后要抗凝治疗。常使用华法林等抗凝药物,不适宜用华法林或如为较年轻,无高血压、糖尿病、脑血管疾病、瓣膜病或充血性心力衰竭病史者,则选用阿司匹林。

五、缓慢型心律失常

缓慢性心律失常主要发生部位是窦房结、房室结和心室内。发生于窦房结的缓慢型心律失常包括窦性心动过缓、窦性停搏和窦房传导阻滞。发生于房室结者则为房室传导阻滞;室内传导阻滞包括右束支、左束支、左前分支和左后分支阻滞。本部分重点叙述房室传导阻滞,阻滞可发生在房室结、希氏束、束支等不同部位。

房室传导阻滞是指激动从心房传至心室过程中发生传导延迟或阻断。按其阻滞程度分 3度:一度:窦性冲动自心房至心室的时间延长(全部下传);二度:窦性冲动中有一部分不能传至心室;三度:窦性冲动均不能下达心室(完全性)。

(一)诱因及发病机制

房室传导阻滞多由器质性心脏病引起,如冠状动脉心脏病、心肌病、心肌炎、结缔组织病和原发性传导束纤维化或退行性变等,也可由风湿热、电解质紊乱和药物中毒引起。

1.器质性心脏病　最常见。如冠状动脉心脏病(心肌梗死)、心肌炎、心肌病、先天性心脏病、高血压、甲减等。

2.药物中毒　洋地黄、β受体阻滞剂、CCB、奎尼丁等。

3.电解质紊乱　如高钾等。

4.心脏手术。

5.迷走神经张力过高　正常人或运动员可发生文氏型。

(二)临床表现

一度房室传导阻滞常无症状,听诊 S_1 减弱;二度房室传导阻滞常有心悸、疲乏与心搏脱漏;二度Ⅱ型、高度或三度房室传导阻滞心室率缓慢者则常有眩晕、黑矇、晕厥、心绞痛,甚至发生阿-斯综合征或猝死。

(三)心电图特点

1.一度房室传导阻滞表现为　P-R 间期>0.20 s;每个 P 波后都有 QRS 波群(无脱落)。

2.二度Ⅰ型房室传导阻滞又称莫氏Ⅰ型或文氏型,表现为:P-R 间期逐渐延长,直至 P 波后脱落 QRS 波;R-R 间期逐渐缩短,直至 P 波受阻;包含受阻 P 波在内的长 R-R 间期小于正常窦性 P-P 间期的 2 倍。

3.二度Ⅱ型房室传导阻滞又称莫氏Ⅱ型房室阻滞　P-R 间期恒定(可正常也可延长);间断或周期性出现 P 波后 QRS 波脱落,可呈 2∶1 或 3∶1 脱落;含未下传 P 波的长 R-R 间期为短 R-R 间期的 2 倍;发生在希氏束内的Ⅱ型阻滞 QRS 波大多正常,发生于希氏束远端和束支的Ⅱ型阻滞,则 QRS 波宽大、畸形,呈束支传导阻滞型。

4.三度房室传导阻滞又称完全性房室传导阻滞,即心房的激动完全不能下传至心室,心室由阻滞部位以下的逸搏点控制。其心电图表现:房室分离,P-P 间期和 R-R 间期有各自规律,P 波与 QRS 波无关(房室分离);P 波频率>QRS 波频率;QRS 波缓慢,若阻滞水平高,心室起搏点位于希氏束分叉以上,QRS 波不增宽,频率 40～60 次/分;若心室起搏点位于希氏束分叉以下,则 QRS 波宽大、频率 40 次/分。

(四)治疗要点

应针对不同的病因进行治疗。一度房室传导阻滞与二度Ⅰ型房室传导阻滞如心室率不太慢者,无须特殊治疗。二度Ⅱ型与三度房室传导阻滞心室率显著减慢,伴有明显症状或血流动力学障碍,甚至阿-斯综合征发作者,应给予起搏治疗。

阿托品(0.5～2.0 mg,静脉注射)可提高房室传导阻滞的心率,适用于阻滞位于房室结的患者。异丙肾上腺素(1～4 µg/min,静脉滴注)适用于任何部位的房室传导阻滞,但应用于急性心肌梗死时应十分慎重,因可能导致严重室性心律失常。以上药物使用超过数天,往往效果不佳且易发生严重的不良反应,故仅适用于无心脏起搏条件的应急情况。因此,对于症状明显、心室率缓慢者,应早给予临时性或永久性心脏起搏治疗。

六、心律失常的护理要点

(一)护理评估

1.病史评估　对于有心律失常的患者,应评估以下情况:

(1)发作时间,初发或复发。

(2)发作性质,阵发性或持续性,持续时间,发作时心率、节律。

(3)是否有呼吸困难、心绞痛、意识障碍、血压波动等伴随症状及体征。

(4)是否与体力活动、情绪激动及烟酒等刺激性食物有关。

(5)是否应用肾上腺素、阿托品等药物,了解患者既往健康状况及生活习惯。

2.身体评估 主要评估患者的生命体征及意识状况,尤其是心律、心率、脉搏情况。

3.心理-社会状况评估 了解患者有无焦虑心理及家庭成员关系。

4.辅助检查 常规心电图检查或 24 小时动态心电图监测可帮助确定心律失常类型,部分患者需进行心内电生理检查以明确诊断。

(二)护理诊断

1.潜在并发症 ①晕厥/猝死;②心力衰竭;③心源性休克;④血栓栓塞。

2.有受伤的危险 与发生晕厥时自我保护意识及知识缺乏有关。

3.舒适的改变 与心率增快或减慢有关。

4.活动无耐力 与心排血量减少有关。

5.自理缺陷 与限制性卧床、心排血量减少有关。

6.焦虑/恐惧 与患者对心律失常的恐惧、担心预后有关。

7.手术相关的潜在并发症 出血、感染、栓塞、气胸、起搏器电极脱位等。

8.心律失常介入手术(射频消融术、人工心脏起搏器安置术、体内自动复律除颤安置术)相关知识缺乏。

9.心律失常自我保健相关知识缺乏。

(三)护理目标

1.晕厥能及时发现和正确处理,有效预防猝死。

2.避免受伤。

3.减轻不适。

4.患者能进行适当的活动。

5.各种生理需要能及时得到满足。

6.保持良好的心态和稳定的情绪。

7.并发症能及时发现和正确处理。

8.患者能了解并配合相关治疗。

9.掌握心律失常的自我保健相关知识。

(四)护理措施

1.常规护理内容

(1)密切观察病情:①症状:有无心悸、头晕、黑矇、晕厥等;②脉搏:有无心动过速、心动过缓、强弱不等、节律不整齐及长间隙等;③血压:有无下降;④心电图:判断心律失常类型、严重程度及其变化。

(2)指导患者休息:①对功能性心律失常的患者,应鼓励其正常工作和生活,注意劳逸结合;②期前收缩有症状者注意多休息;③频发多源室早、室性心动过速者,二度Ⅱ型及三度房室传导阻滞、室上性心动过速发作时应卧床休息;④血流动力学不稳定者应绝对卧床休息;⑤心房颤动者根据活动耐力决定休息与活动时间。

(3)协助相关检查:给患者讲解相关检查如心电图、动态心电图、电解质、甲状腺功能等的目的、意义及注意事项,做好相关健康指导并协助完成检查。

(4)做好安全管理:对有可能发生晕厥的患者,要有安全措施,如陪伴守护、安全意识教育、避免受伤的方法指导等。

(5)作好药物护理:①遵医嘱给予抗心律失常药物,剂量、浓度准确;②静脉注射时注意速度,同时最好有医生床旁监测;③使用时(前、中、后)均应观察心律情况(心电图机或监护仪);④对心脏有抑制的药物使用时(前、中、后)均应观察脉搏、血压;⑤密切观察患者反应,注意心律的变化,有无新的心律失常发生。

(6)做好生活护理:需卧床休息者要评估患者需求,做好恰当的生活护理,满足患者需要。

(7)及时正确处理严重心律失常:①卧床休息(同时注意安全与自理的问题);②给予氧气吸入;③建立静脉通道;④准备好抢救物品(包括监测仪器);⑤遵医嘱使用抗心律失常药物;⑥如为心室颤动立即除颤,配合抢救;⑦密切观察病情;⑧及时作好记录。

(8)做好心理护理:①做好病情解释,消除不必要的心理压力;②教会患者自我放松的方法。

(9)做好健康教育:①提供基础心脏病及心律失常的基本知识;②提供所用药物的有关知识;③指导诱因预防:劳逸结合,生活规律,保持情绪稳定,避免烟、酒、浓茶与刺激性食物,心动过缓者避免屏气等;④教会患者自我监测,自我保护;⑤教会家属应急救护。

2.电转复律护理

(1)电转复律前的护理内容

1)患者的准备:①协助术前检查;②进行心理护理和相关健康教育;③遵医嘱用药并观察疗效和副作用;④交代注意事项:术前禁食,排空尿粪;⑤更衣,清洁皮肤,去除金属饰物、义齿、眼镜;⑥吸氧;⑦建立静脉通道;⑧贴少许棉花在鼻翼上。

2)用物准备:①除颤器;②生理盐水或耦合剂;③心电图机及监护仪;④硬板床;⑤氧气;⑥麻醉药;⑦抢救车及抢救药品。

(2)电转复律时的护理

1)患者仰卧位于硬板床上或垫以心肺复苏板,暴露患者胸前皮肤并注意检查有无破损、潮湿、敷料。

2)安置心电监护,复查心电图。

3)遵医嘱予缓慢静脉推注地西泮 20~40 mg,同时让患者报数直至患者进入蒙眬状态,达到患者睫毛反射开始消失的深度。

4)电击板上均匀涂以导电糊或垫 4~6 层湿纱布。

5)选择模式为同步,选择能量(一般心房颤动为 100~200 J;心房扑动和室上性心动过速为 50~100 J;单型性定性心动过速 100 J)。

6)放置电击板并检查接触是否良好(心底的电击板放于胸骨右缘第 2~3 肋间,另一电击板的放于心尖部即左锁骨中线与第 5 肋的交点)。

7)充电。

8)请大家离开,不要接触病床及患者,护理人员也不要接触病床及患者。

9)按下放电按钮放电。

10)判断是否转复成功,如成功取开电击板并关除颤仪电源;如不成功可充电或加大能量再次转复。

11）记录心电图。

（3）电转复律后的护理内容

1）病情观察：①观察神志、瞳孔；②呼吸；③心律；④血压；⑤检查患者胸前皮肤有无灼伤并擦洗干净。

2）麻醉清醒前：①床旁守护；②禁饮禁食；③保持呼吸道通畅；④继续予吸氧。

3）麻醉清醒后：①听取主诉；②观察四肢活动。

4）用物处理：消毒处理除颤器并充电备用。

5）做好护理记录：记录患者的意识状态、生命体征、心律情况、胸部皮肤情况、自觉症状、四肢活动情况及其他异常情况及相应处理。

3. 射频消融术围手术期护理

（1）射频消融术前的护理内容

1）做好术前沟通：①向患者及家属介绍射频消融术的相关知识（如射频消融术的目的、方法、效果、手术的大致过程、可能出现的并发症等）；②了解患者心理状况和疑问，给以恰当的解释说明，减轻患者的焦虑紧张。

2）做好术前指导：①停用抗心律失常药物，以免影响电生理检查效果；②练习床上平卧位解便，以预防术后因体位原因不能自行排尿；③预防感冒；④术前一晚保证睡眠；⑤术前排空膀胱。

3）完成术前准备：①协助完成术前检查；②手术野皮肤备皮（备皮范围包括上至下颌，下至乳头平面，左右至双腋中线，包括双侧腋窝。腹股沟处备皮范围为上至脐水平线，下至双侧大腿上 1/3，左右至腋中线，包括会阴部），有条件者可让患者沐浴；③准备术中用药（利多卡因、肝素、艾力克等）；④准备静脉通道（常规保留留置针于左上肢）；⑤三维射频消融术患者术前予保留导尿。

（2）射频消融术后的护理内容

1）做好术后指导：①卧位：平卧位，卧床休息 24 小时；②制动与活动：穿刺侧下肢制动，未穿刺侧下肢及双上肢可活动；③沙袋压迫：静脉 4～8 小时；动脉 6～12 小时；④避免增加腹压的动作：咳嗽、解便时压迫穿刺处；⑤饮食：术后即可进食；卧床期间避免产气食物如豆制品、牛奶、甜食等；⑥自我监测：出血、沙袋移位、感觉不适等及时报告医护人员。

2）密切观察病情：①穿刺处情况：有无出血；沙袋压迫是否稳妥；有无感染征象；②足背动脉搏动情况：能否触及、是否对称；③注意下肢温度、感觉及皮肤颜色有无异常；④监测生命体征，注意有无心脏压塞征象；⑤心电图：注意心律，特别关注 P-R 间期，注意有无房室传导阻滞；⑥注意患者胸廓及呼吸音是否对称，有无气胸征象；⑦询问患者自觉症状如有无胸闷、气紧等不适；⑧观察有无排便困难、尿潴留；⑨观察皮肤有无淤斑、水疱、破损。

3）及时遵医嘱用药：①静脉滴注抗生素预防感染；②口服阿司匹林预防血栓。

4）加强基础护理：①卧床期间，做好晨晚间护理；②协助床上饮水进食；③协助床上排便、更衣等。

5）减轻不适：①腰背酸痛者适当给予按摩，分散注意力及使用镇静剂，减轻患者不适，促进睡眠；②对尿潴留者给予诱导排尿或遵医嘱给予保留导尿。

6）做好皮肤护理：一般术后 24 小时及时更换穿刺处加压包扎的敷料。有异常及时正确处理，如有水疱者，视情况给予保护或消毒后抽出水疱内液体；有破皮者，给予消毒后予无菌敷料包扎。

4.人工心脏起搏器安置术围手术期护理

(1)人工心脏起搏器安置术术前的护理内容

1)做好术前沟通:①向患者及家属介绍人工心脏起搏器安置术的相关知识(如人工心脏起搏器安置术的目的、方法、手术的大致过程、可能出现的并发症等);②了解患者心理状况和疑问,给以恰当的解释说明,减轻患者的焦虑紧张和顾虑。

2)做好术前指导:①停用抗凝药物(阿司匹林停用7天、波立维停用5天、肝素停用4小时、低分子肝素停用12小时、华法林停用5天),以免引起术中或术后伤口出血;②练习床上平卧位解便,以预防术后因体位原因不能自行排便;③预防感冒;④术前一晚保证睡眠;⑤术前排空膀胱。

3)完成术前准备:①协助完成术前检查;②手术野皮肤备皮(备皮范围包括上至下颌,下至乳头平面,左右至双腋中线,包括双侧腋窝;腹股沟处备皮范围为上至脐水平线,下至双侧大腿上1/3,左右至腋中线,包括会阴部),有条件者可让患者沐浴;③备术中用药(利多卡因、庆大霉素、艾力克等);④准备静脉通道(常规保留留置针于左上肢)。

(2)人工心脏起搏器安置术术后的护理内容

1)做好术后指导:①卧位:平卧位或斜坡卧位30°,卧床休息1~2天;②制动:穿刺侧下肢制动,安置起搏器一侧上肢上臂制动,避免外展、上举动作;③活动:未穿刺侧下肢、未安置起搏器一侧上肢及安置起搏器一侧上肢的肘关节以下部位应适当活动;④沙袋压迫:股静脉穿刺处压迫4~8小时;起搏器伤口压迫24小时;⑤避免增加腹压的动作:咳嗽、排便时压迫穿刺处;⑥饮食:术后即可进食;卧床期间避免产气食物如豆制品、牛奶、甜食等;⑦自我监测:出血、沙袋移位、感觉不适等及时报告医护人员。

2)密切观察病情:①伤口及穿刺处情况:有无出血;沙袋压迫是否稳妥;有无感染征象;②足背动脉搏动情况:能否触及、是否对称;③注意安置起搏器一侧上肢及下肢温度、感觉、皮肤颜色有无异常;④监测生命体征,注意有无心脏压塞征象;⑤常规记录心电图:注意心律,起搏器工作状况;⑥注意患者胸廓及呼吸音是否对称,有无气胸征象;⑦询问患者自觉症状如有无胸闷、气紧等不适;⑧观察有无排便困难、尿潴留;⑨观察皮肤有无淤斑、水疱、破损。

3)及时遵医嘱用药:静脉滴注抗生素预防感染。

4)加强基础护理:卧床期间,做好晨晚间护理,协助床上饮水进食,协助床上解便、更衣等。

5)减轻不适:①腰背酸痛者适当给予按摩,分散注意力及使用镇静剂,减轻患者不适,促进睡眠;②对尿潴留者给予诱导排尿或遵医嘱给予保留导尿。

6)做好皮肤护理:一般术后24 h及时更换穿刺处加压包扎的敷料。有异常及时正确处理,如有水疱者,视情况给予保护或消毒后抽出水疱内液体;有破皮者,给予消毒后予无菌敷料包扎。

(3)健康指导

1)教会患者定时自测脉搏,并做好记录。若脉搏小于设置频率的10%或出现安装前的症状应及时就医。

2)指导患者正确活动。安装起搏器后,应避免剧烈运动,装有起搏器的一侧上肢应避免过度用力或幅度过大的动作。

3)避免穿太紧的衣服,注意保护放置起搏器的部位,避免碰撞、受伤等。

4)避免接触、靠近强电磁场,需作仪器检查治疗时应向医生说明。避免电磁干扰影响起搏器功能,如避免使用上身按摩仪、手机应距离 10～15 cm,少用微波炉及电磁炉等家用电器。

5)定期随访测定起搏器功能:置入后 2～3 个月随访 1 次,以后每 6～12 个月随访 1 次,接近或已过预测电池寿命时每 2～3 个月随访 1 次。

6)外出时随身携带卡片,写明何时安装起搏器、型号、有关参数等。

第三章 心血管外科疾病护理

第一节 风湿性瓣膜病的护理

一、概述

（一）二尖瓣狭窄

二尖瓣狭窄（mitral stenosis）是由于各种因素致心脏二尖瓣瓣叶及瓣环等结构出现异常，造成功能障碍，造成二尖瓣开放受限，引起血流动力学发生改变（如左心室回心血量减少、左心房压力增高等），从而影响正常心脏功能而出现一系列症状。其中，由风湿热所致的二尖瓣狭窄最为常见。风湿性心瓣膜病中有40％为不合并其他类型的单纯性二尖瓣狭窄。在我国以北方地区较常见，女性发病率较高，二尖瓣狭窄多在发病2～10年出现明显临床症状。根据瓣膜病变的程度和形态，将二尖瓣狭窄分为隔膜型和漏斗型两类。

正常二尖瓣口面积为4～6 cm^2，当瓣口狭窄至2 cm^2 时，左房压升高，导致左心房增大、肌束肥厚，患者首先出现劳累后呼吸困难、心悸，休息时症状不明显，当瓣膜病变进一步加重致狭窄至1 cm^2 左右时，左房扩大超过代偿极限，导致肺循环瘀血。患者低于正常活动即感到明显的呼吸困难、心悸、咳嗽，可出现咯血、表现为痰中带血或大量咯血。当瓣口狭窄至0.8 cm^2 左右时长期肺循环压力增高。超过右心室可代偿能力，继发右心衰竭，表现为肝大、腹水、颈静脉怒张、下肢水肿等。此时患者除典型二尖瓣面容（口唇发绀、面颊潮红）外，面部、乳晕等部位也可出现色素沉着。

瓣膜狭窄病变不明显且症状轻、心功能受损轻者可暂时不手术，随诊观察。症状明显，瓣膜病变造成明显血流动力学改变致症状明显者宜及早手术，伴心衰者在治疗控制后方可手术。单纯狭窄，瓣膜成分好者可行闭式二尖瓣交界分离术或球囊扩张术。伴左房血栓、瓣膜钙化等，需在直视下行血栓清除及人工心脏瓣膜置换术。

（二）二尖瓣关闭不全

二尖瓣关闭不全（mitral regurgitation or mitral insufficiency）是任何二尖瓣装置自身各组成结构异常或功能障碍致瓣膜在心室射血期闭合不完全，主要病因包括：风湿性病变、退行性病变和缺血性病变等较为多见，50％以上病例合并二尖瓣狭窄。

左心室收缩时，由于二尖瓣两个瓣叶闭合不完全，一部分血液由心室通过二尖瓣逆向流入左心房，使排入体循环的血流量减少，左心房血流量增多，压力升高，左心房前负荷增加，左心房扩大，左心室也逐渐扩大和肥厚。同时二尖瓣环也相应扩大，使二尖瓣关闭不全加重，左心室长期负荷加重，最终产生左心衰竭。表现为咳嗽频繁，端坐呼吸，咳白色或粉红色泡沫样痰。同时导致肺循环压力增高，最后可引起右心衰竭。表现为颈静脉怒张，肝大，腹水，下肢水肿。

二尖瓣关闭不全症状明显，心功能受影响，心脏扩大时应及时行手术治疗。手术方法分为两种：第一，二尖瓣成形术，包括瓣环重建或缩小，腱索和乳头肌修复及人工腱索和人工瓣环植入。这种术式可以最大限度地保存自身瓣膜功能，对患者术后恢复及远期预后有较大意义,但要求患者二尖瓣瓣环、腱索、乳头肌等结构和功能病变较轻。近些年来,随着手术技术及介入技术的速发展,经皮介入二尖瓣成形术也逐渐成为治疗二尖瓣关闭不全的一种方法。第二,二尖瓣置换术。若二尖瓣结构和功能严重损坏,如瓣膜严重增厚、钙化,腱索,乳头肌严重粘连,伴或不伴二尖瓣狭窄,不适于实施瓣膜成形的患者需行二尖瓣置换术。二尖瓣置换术后效果较好,但需严格抗凝及保护心脏功能治疗。临床常使用的人工心脏瓣膜有机械瓣膜、生物瓣膜两大类,各有其优缺点,根据实际情况选用(图 3-1)。

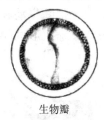 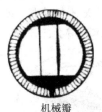

生物瓣　　　　　　机械瓣

图 3-1　机械瓣膜、生物瓣膜

(三)主动脉瓣狭窄

主动脉瓣狭窄(aortic stenosis,AS)指由于各种因素所致主动脉瓣膜及其附属结构病变,致使主动脉瓣开放受限。主动脉瓣狭窄。单纯主动脉瓣狭窄的病例较少,常伴有主动脉瓣关闭不全及二尖瓣病变等。

正常成人主动脉瓣口面积约为 3.0 cm²,按照狭窄的程度可将主动脉瓣狭窄分为轻度狭窄、中度狭窄和重度狭窄。由于左心室收缩力强,代偿功能好,轻度狭窄并不产生明显的血流动力学改变。当瓣膜口面积<1.0 cm² 时,左心室射血受阻,左室后负荷增加,长期病变的结果是左心室代偿性肥厚,单纯的狭窄左室腔常呈向心性肥厚。早期临床表现常不明显,病情加重后常出现心悸、气短、头晕、心绞痛等。心肌肥厚劳损后心肌供血不足更加明显,常呈劳力性心绞痛。心衰后左室扩大,舒张末压增高,导致左心房和肺毛细血管的压力也明显升高,患者出现咳嗽、呼吸困难等症状。在主动脉区可闻及 3～4 级粗糙的收缩期杂音,向颈部传导,伴或不伴有震颤。严重狭窄时,由于心排血量减低,导致收缩压降低,脉压缩小。继而病情发展累及右心功能致右心衰竭时,出现肝大、腹水、全身水肿表现。重症患者可因心肌供血不足发生猝死。

主动脉瓣狭窄早期常没有临床症状,有的重度主动脉瓣狭窄的患者也没有明显的症状,但有猝死和晕厥等潜在的风险,因此把握手术时机很关键,临床上呈现心绞痛、晕厥和心力衰竭的患者,病情往往迅速恶化,故应尽早实施手术治疗,切除病变的瓣膜,进行瓣膜置换术,也有少数报道用球囊扩张术,但远期效果很差,易造成瓣膜关闭不全和钙化赘生物脱落,导致栓塞并发症,因此已基本不使用此方法。

(四)主动脉瓣关闭不全

主动脉瓣关闭不全(aortic insufficiency or aortic regurgitation)是指瓣叶变形、增厚、钙化、活动受限不能严密闭合,主动脉瓣关闭不全不常单独存在,常合并主动脉瓣狭窄。一般可由风湿热、细菌性心内膜炎、马方综合征(Marfan's syndrome)、先天性动脉畸形、主动脉夹层动脉瘤等引起。

主动脉瓣关闭不全时左心室在舒张期同时接受来自左心房和经主动脉瓣逆向回流的血液,收缩力相应增强,并逐渐扩大、肥厚。当病变过重,超过了左室代偿能力,则出现左室舒张末压逐渐升高,心排血量减少,左心房和肺毛细血管的压力升高,出现心慌、呼吸困难、心脏跳动剧烈、颈动脉搏动加强等症状。由于舒张压降低,冠脉供血减少,加上左心室高度肥厚,耗氧量加大,心肌缺血明显,心前区疼痛也逐渐加重,最后出现心力衰竭。听诊时可在胸骨左缘第3肋间闻及舒张期泼水样杂音,脉压增大。

人工瓣膜置换术是治疗主动脉瓣关闭不全的主要手段,应在心力衰竭症状出现前实施。风湿热和绝大多数其他病因引起的主动脉瓣关闭不全均宜施行瓣膜置换术,常用瓣膜机械瓣和生物瓣均可使用。瓣膜修复术较少用,通常不能完全消除主动脉瓣反流。由于升主动脉动脉瘤使瓣环扩张所致的主动脉瓣关闭不全,可行瓣环紧缩成形术(图 3-2)。

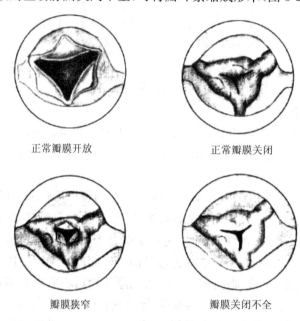

正常瓣膜开放　　　　　　　　　　正常瓣膜关闭

瓣膜狭窄　　　　　　　　　　瓣膜关闭不全

图 3-2　各型瓣膜示意图

二、术前护理

(一)一般准备

1. 入院相关准备　护士应热情接待患者,介绍病区周围环境,负责医生、护士及入院须知,遵医嘱给予患者相应的护理及处置。

2. 完善术前检查　向患者讲解相关检查的意义及注意事项,并协助其完成。如心尖区有隆隆样舒张期杂音伴 X 射线或心电图显示左心房增大,一般可诊断为二尖瓣狭窄;心尖区典型的吹风样收缩期杂音伴有左心房和左心室扩大,可诊断二尖瓣关闭不全,超声心动图检查均可明确诊断。

3. 心功能准备　根据心功能情况分级,严密观察病情,注意有无发热、关节痛等风湿活动症状,心律、心率的变化,如心律不齐,脉搏短绌,应及时记录并报告医生给予患者强心、利尿药物治疗,调整心功能,并检查血钾、钠等,发现电解质失衡应及时纠正。

4. 呼吸功能准备　避免受凉,防止呼吸道感染的发生。做好口腔清洁。检查全身有无感染病灶,如有应治愈后方能手术,术前一周遵医嘱给予抗生素治疗。合并气管痉挛、肺气肿及咳痰者,使用支气管扩张剂及祛痰药,必要时给予间断吸氧。对于并发急性左心衰的患者吸氧时湿化瓶里加入适量的30%乙醇,目的是降低肺泡表面张力,改善通气,改善缺氧。做深呼吸及咳嗽训练:指导患者将两手分别放于身体两侧,上腹部、肩、臂及腹部放松,使胸廓下陷,用口逐渐深呼气,每天3次,每次做5~6遍。有效咳嗽咳痰可预防呼吸道并发症的发生。尤其是对肺炎、肺不张有预防作用。了在深呼吸后,利用腹肌动作用力咳嗽,将痰液排出。

5.练习床上大小便 患者术后拔除导尿管后仍不能下床者,要在床上进行排便。因此,术前1周应开始练习在床上排尿。成年人床上排尿比较困难,可指导患者用手掌轻压腹部,增加腹压,以利排尿。

6.消化系统准备 告知患者于术前12小时起禁食,4小时起禁水,以防因麻醉或手术引起呕吐导致窒息或吸入性肺炎。

7.术区备皮准备 目的是清除皮肤上的微生物,预防切口感染。充分清洁术野皮肤并剃除毛发,范围大于预定切口范围。

8.其他准备 备血、抗生素过敏试验。术前量身高、体重,为术中、术后用药和呼吸机潮气量的调节提供依据。

9.活动与休息 适当进行活动,增强心肺功能,嗜烟者必须戒烟。术前晚上督促患者及时休息,充分的休息对于疾病的康复起着不容忽视的作用。促进睡眠的方法有:

(1)消除干扰睡眠的因素。

(2)创造良好的睡眠环境,保持病室内安静,空气清新,温、湿度适宜。

(3)在病情允许的情况下,尽量减少患者白天的睡眠次数和时间,酌情增加白天的活动量。

(4)讲解自我调节放松的方法,如深呼吸、听音乐等。

(5)必要时服镇静药。

(二)心理准备

随着现代医学模式的发展,人们逐渐认识到心理因素与疾病的治疗和康复有密切的关系。心脏瓣膜手术对于患者是一种严重的心理应激源,它可以通过心理上的恐惧和生理上的创伤直接影响患者的正常心理活动,而这种恐惧和焦虑,将直接影响手术效果,而且这种不良的情绪状态还易于引起并发症。因此,做好术前的心理护理尤为重要。

患者入院时,应主动热情迎接,护士应耐心听取患者的意见,向患者及家属讲解疾病的相关知识及手术治疗的重要性和必要性,介绍手术相关注意事项,告知患者心脏瓣膜手术是在全麻的情况下进行的。另外,医院麻醉科的学术地位、临床经验都处于领先水平。针对文化程度不同的患者,负责医生应用恰当的语言交代手术情况及治疗方案,使患者深感医护人员对其病情十分了解,对手术是极为负责的。另外做过同类手术患者的信息,对术前患者的情绪影响较大,护士可有针对性地组织交流。护士还应介绍手术医生和护士情况,在患者面前树立手术医生的威信,以增加患者的安全感。并可使患者正视现实,稳定情绪,配合医疗和护理。对术后如需用深静脉置管、引流管、鼻饲管、留置尿管、呼吸机气管插管等,术前也应向患者说明,使患者醒来后不会惧怕。如需做气管插管的患者,耐心向患者解释由于个体的差异性,预后情况也各不相同,如保持良好的情绪、合理的饮食、充足的睡眠、适当的活动等,都能有利于术后早日恢复。经常与患者交流与沟通,及时发现引起情绪或心理变化的诱因,对症实施心理疏导,建立良好的护患关系,以缓解和消除患者及家属的焦虑和恐惧。

（三）术前访视

随着整体护理模式的普及、推广和深化，术前访视越来越受到重视。开展术前访视，让患者及家属了解手术治疗的基本情况、围手术期注意事项及手术室环境和监护室环境，手术方法、麻醉方式、术后监护期间可能发生的问题，术后可能留置的各类导管、约束用具及其目的、重要性，满足患者适应需要。可在一定程度上缓解患者的压力，减轻手术所带来的应激反应，使患者主动配合麻醉和手术。

说明来访的目的，向患者介绍自己，建立良好的护患关系。告知患者进入手术室的注意事项及术中有关情况，并详细介绍手术的重要性及安全性。向患者讲解手术前的注意事项：①术前1天洗澡更衣，注意保暖，成人术前6～8小时禁食，术前4小时禁饮；小儿术前4小时禁奶制品，术前2小时禁饮；②术晨洗脸刷牙，但不能饮水，将义齿、手表、首饰等贵重物品取下；③不化妆、不涂口红，以免掩盖病情变化，影响观察；④术日晨排空大小便，身着病号服，卧床静候，手术室人员将在7:30～8:00左右到床旁接患者；⑤患者告知手术室护士是否打了术前针，对药物及消毒液有无过敏史，如患者本身发热或来月经请告诉手术室护士；⑥因手术床较窄，在床上时不要随意翻身，以免坠床；⑦手术间各种手术仪器、麻醉机、监护仪发出声响时，不要紧张；⑧在手术过程中，如果有任何不适，请及时告诉医师、护士；⑨在病情及条件允许的情况下，可带领患者参观重症监护室，了解其环境，以消除术后回室后的紧张恐惧感，以防ICU综合征的发生。

通过术前访视使患者在心理上能够对手术及手术带来的各种问题有正确的认识和充分的准备，加强护患之间的合作，在手术过程中才能配合默契。通过术前访视对患者的心理状态、社会及家属支持情况进行全面了解，并针对性地疏导及帮助。在术前访视中要注意隐私的保护，在了解到患者的各种隐私，如患者的家庭史、个人史、婚姻史、个人爱好、精神状态等，许多患者不愿或不能公开的秘密必须严格保密，不要随便谈论。

三、术中护理

1.手术体位　仰卧位。

2.手术切口　一般常用胸骨正中切口。

3.特殊用物　测瓣器、人工瓣膜、持瓣器、长无损伤镊、长持针器、55号换瓣线、冠脉灌注器。

4.配合要点

（1）巡回护士

1）患者进入手术间后，尚未麻醉前与之交谈，分散其注意力并鼓励其树立手术成功的信心。

2）体外循环建立后，可降低室温，复温后升高室温。

3）摆好患者手术体位（取平卧位），在患者右侧放一骨盆架，右上肢固定于手术床中单下，协助麻醉师行颈内静脉和桡动脉穿刺。

4）与器械护士共同清点器械，准备好胸骨锯，配制肝素盐水和鱼精蛋白。

5）与器械护士共同核对术中所需的瓣膜大小，密切观察转机前、中、后尿量的多少、颜色，并记录及报告医生。

6)正确控制手术床,行二尖瓣替换时,手术床向左倾斜,开放主动脉前手术床呈头低脚高位。

(2)器械护士

1)开胸体外循环的建立:正中切口锯开胸骨,开胸器牵开胸骨,切开心包显露心脏。缝合主动脉插管荷包,插主动脉管,依次缝上腔荷包插上腔管,缝下腔荷包,插下腔管,与体外循环机管道连接,开始体外循环,再插左房吸引管。

2)心肌保护:在阻断和切开主动脉后,向冠状动脉口内直接插入冠状动脉灌注管,左右冠状动脉灌注 4∶1 的冷氧合血心肌麻痹液,心包腔内放冰屑,间歇向心腔内注入 4 ℃的冷盐水,以维持心肌的均匀深低温状态(15 ℃左右)。

3)手术程序:一般先替换二尖瓣,后替换主动脉瓣,但是切开左房探查二尖瓣后,必须探查主动脉瓣的病变程度和瓣环大小,再切除、缝合二尖瓣。

4)缝瓣配合

二尖瓣置换:切开左房,瓣膜剪下后测量瓣环大小,放置二尖瓣自动拉钩,缝合四点定点线,用 2-0 的 20 mm 换瓣线,选用 2 种颜色交替缝合,一般缝 14～16 针,每缝好一象限后用蚊式钳夹住把针剪下,瓣膜缝合完毕用试瓣器检验瓣膜的开放和关闭功能。

主动脉替换:显露主动脉瓣后切除瓣膜,缝合三点定点线,用 2-0 的 17 mm 换瓣线,选用 2 种颜色交替缝合,一般缝 10～12 针。如效果满意用 4-0 带垫片的 Prolene 缝合主动脉切口,再用 3-0 带垫片的 Prolene 缝合左房切口。

5)排气方法:主动脉根部插入 Y 型排气管,然后取头低脚高位再缓慢松开主动脉阻断钳,闭合左房切口前挤肺排气后再打结。

6)复跳和辅助循环:备好除颤板,心脏复跳后应保持心脏表面的湿润,如心率较慢应放置起搏导线,检查心脏切口有无漏血,辅助循环效果满意时,撤离体外循环。

7)关胸:准备好纱布、骨蜡、电刀行伤口止血,放置心包和纵隔引流管,清点器械纱布无误后,逐层缝合伤口。

四、术后护理

(一)术后常规护理

1.置监护病房加强护理　完善呼吸机、心电监护仪、有创动脉血压监测、中心静脉压及肺动脉压监测。连接好胸腔引流瓶、导尿管、起搏导线和肛温探头等,保持各项监测处于良好工作状态。约束四肢至患者清醒,能合作者可解除约束。向麻醉医生和术者了解术中情况,如有无意外,如何处理,术中出入量(含胶体和晶体)、输血量、尿量、电解质平衡、血气分析和肝素中和情况等,目前特殊用药的用法和用量。

2.循环功能的维护　注意监测动态血流动力学的变化,根据病情变化调整血管活性药物如正性肌力药(洋地黄类、米力农、多巴胺、多巴酚丁胺等)和扩张血管药物的用量并注意药物的副作用。术后护理应注意维护心功能,控制输液速度和量,以防发生肺水肿和左心衰竭,对于单独二尖瓣狭窄的患者尤为重要。

3.监测心率和心律的变化　术后应严密监测有无期前收缩、房颤、房扑及心动过缓等心律失常的发生。如有异常变化应及时通知医生,及时处理。

4.补充血容量,维持有效循环血量 患者因术中失血、体外循环稀释血液、术后尿量多及血管扩张药物的应用,往往会造成术后血容量不足,应及时补充有效循环血量。中心静脉压与血压结合的临床意义见表3-1。

表3-1 中心静脉压与血压结合的临床意义

中心静脉压	血压	意义	处理原则
低	低	血容量严重不足	扩容
低	正常	血容量不足	扩容
高	低	心功能不全	强心、缓慢输液
高	正常	容量血管收缩强烈	适当选用血管扩张剂(α-肾上腺受体阻滞剂)
正常	低	心功能不全或血容量不足	补液试验

5.呼吸道管理 术后常规应用呼吸机治疗,根据患者的性别、年龄及体重设定呼吸机参数,对于术前有肺动脉高压或反复肺部感染者,应延长机械通气时间,加强呼吸道管理,保证供氧。加强人工气道的湿化、温化,保持呼吸道内湿润通畅,避免气道黏膜损伤。拔管指征:停机24~48小时患者未出现呼吸窘迫,患者主观上舒适,HR<120次/分或增加<20次/分,呼吸<35次/分,血气分析中无酸中毒或低氧血症。

6.引流管的护理 水封瓶装置要密闭,胸管长度适宜,保持管内通畅,经常挤压,同时注意观察引流液的量、颜色、性质,如每小时引流液>100 mL,持续达3小时,可能有活动性出血,应立即报告医生。

7.泌尿系统护理 记录每小时尿量,注意观察尿的颜色、比重、酸碱度等变化。当尿量减少至每小时20 mL,持续2小时以上,可用利尿剂。若尿量仍不增加,应警惕急性肾衰竭的发生。若尿色为血红蛋白尿,应加强利尿。留置尿管的患者保持管道通畅,每日进行会阴护理两次,以防尿路感染的发生。

8.加强口腔护理 因应用机械通气24小时内88％的吸气管路被来自患者口腔部的细菌寄殖,并随某些操作(如吸痰)进入下呼吸道,成为肺部感染的原因之一,因此要加强口腔护理。建立人工气道前加强口、鼻腔的清洁,插管后每日检查口腔情况,用生理盐水棉球擦拭,每日2次。口腔护理液要根据口腔pH选择,pH高时应选用2％~3％硼酸溶液;pH低时应用2％碳酸氢钠溶液,pH中性选用1％~3％的过氧化氢溶液。对长期应用机械通气患者,应对口腔分泌物进行常规细菌培养(每周1次),根据培养结果适当选择口腔冲洗液和抗生素,及时清除呼吸道的分泌物。必要时行气管切开者,按气管切开护理常规护理。

9.持续监测深部温度 低于36.0 ℃采取保暖复温措施,一般肛温达38.0 ℃,要积极作降温处理。术后常规预防感染治疗5~7天,连续监测体温3天,无发热后可改为每日一次测量。如有发热症状改换抗生素,必要时联合用药,发热时每日三次测量体温。待体温正常后,再监测3天,如无异常,3天后可改为每日一次测量。

10.维持电解质平衡 瓣膜置换术后的患者对电解质特别是血钾的变化要求很严格,低钾易诱发心律失常,一般血清钾宜维持在4~5 mmol/L,为防止低血钾造成的室性心律失常,术后需高浓度补钾,注意补钾的原则,并及时复查血钾,以便为下一步诊疗提供依据。

11.定期测凝血酶原时间 要求凝血酶原时间维持在正常值1.5~2倍。置换机械瓣膜患者必须终身服用抗凝药物,注意观察患者有无出血倾向,如有血尿、鼻、牙龈出血、皮肤黏膜瘀斑以及女患者月经量增多或栓塞偏瘫等症状出现,及时通报医生。口服华法林要掌握定时定量,药量准确原则。

12. 饮食护理 患者清醒后,拔除气管插管后 4~6 小时无恶心呕吐者,可分次少量饮水。术后 18~24 小时,如无腹胀、肠鸣音恢复可进流质饮食,并逐渐增加进食量和更改品种。

13. 切口疼痛影响呼吸的深度和幅度,不利于肺扩张,不利于患者休息,增加体力消耗。遵医嘱适当给予止痛镇静等处理,减轻患者病痛。

14. 鼓励患者早期适度活动。

15. 抗风湿治疗。

(二)术后并发症护理

1. 出血 是心脏瓣膜置换术后最常见的并发症之一,多发生在术后 36 小时内。主要原因有两点:一是凝血机制紊乱,二是止血不彻底。

对于此类患者,由于凝血机制差,术前应给予肌内注射维生素 K_1,并检查凝血酶原时间及活动度。术后通过有创监测仪,监测血压、脉搏、中心静脉压、左房压的变化,注意尿量的变化,观察心包及纵隔引流的情况,计算和比较每 0.5~1 小时内引流量,若每小时大于100 mL,连续 3~4 小时,则考虑有胸内出血。若出血较多或大量出血后突然中止,应警惕并发心脏压塞,注意心脏压塞的症状和体征,如胸闷气急、心搏过速、颈静脉怒张、中心静脉压逐渐上升、动脉血压和脉压逐渐下降、面色灰白、周围发绀、尿量减少等,后期会出现奇脉。另外,注意观察有无切口渗血,鼻腔出血,气管吸引时的血痰、血尿或皮下出血等。

2. 心律失常 心房纤颤最为常见。早期有室上性心动过速,房性或室性期前收缩,可因创伤、应激、水、电解质紊乱所致。因此一旦出现心律失常,应首先明确病因并协助医生进行处理。可进行临时起搏或电复律等,包括给抗心律失常药如利多卡因、维拉帕米、毛花苷丙等,根据检验结果,及时补钾。

术后早期监测内容包括,心率、心律、血压、脉搏、中心静脉压、尿量的变化,随时观测电解质的变化,动脉血气的分析,完善呼吸循环恢复。进入普通病房后仍然需注意病情的观察,保证饮食及睡眠良好,提供舒适安静的环境,稳定患者的情绪。

3. 低心排综合征 是心脏瓣膜置换术后常见严重并发症之一,也是术后造成死亡的最常见因素。心排血量的下降,需低至心指数 2.5 L/(min·m²)时才出现一些临床症状,如心率增快,脉压变小,血压下降(收缩压低于 12 kPa),足背动脉脉搏细弱,中心静脉压上升,四肢末梢血管收缩,四肢末梢发冷苍白或发绀等。尿量每小时可减少至 0.5~1 mL/kg 以下。发生原因一般有心包压塞、有效血容量不足、心功能不全所致。

术后严密监测患者各项生命体征,严格血管活性药物应用。保持心包、纵隔、胸腔引流管通畅。保证桡动脉及中心静脉置管通路通畅,根据病情合理安排晶体、胶体输液。纠正水、电解质、酸碱失调。

4. 并发症的护理

(1)心包压塞:一旦确诊,需紧急再次开胸手术,清除血肿或血凝块,手术准备过程中,应继续反复挤压引流管,尽可能引流出部分积血。

(2)有效血容量不足:根据血细胞比容(HCT)、CVP 合理搭配晶体液和胶体液比例,积极合理补液,维持水、电解质、酸碱平衡,必要时应用止血药物减少血容量丧失,参照激活全血凝固时间(ACT)值,合理应用鱼精蛋白。

(3)心功能不全:合理应用血管活性药物,如多巴胺、肾上腺素等,可提高心肌收缩力,增加心排血量;硝普钠、酚妥拉明等,可降低后负荷,减少心肌耗氧,增加心排血量,改善冠脉血供。并同时严格记录并控制液体出入量,必要时做主动脉球囊反搏术(IABP)辅助循环。

(4)感染:是心脏瓣膜置换术后较少见的并发症。术前有潜在性的感染来源或菌血症,如皮肤或鼻咽部的金葡菌感染、牙龈炎或尿路感染等应认真评估,查明并进行处理。术中牢固地对合胸骨,缩短手术时间,是预防继发纵隔感染最重要的环节。术后患者有创性插管很多,需严格遵守无菌操作原则,按规程做好管道护理。加强口腔护理,注意监测体温的变化。定时的心脏听诊,以便及时发现新的杂音。当患者咳嗽时,应尽量加强胸骨,避免发生感染的机会。对术后长期、大量使用广谱抗生素的患者,常同时服用抗真菌药物如酮康唑等,以预防真菌引起的二重感染。

(三)术后康复护理

术后康复护理根据心外科手术治疗护理常规,密切观察患者体温、心率、呼吸和血压,进行心电监护,并观察胸管及心包引流管的通畅情况和引流液颜色等,术后需记录尿量,观察尿液颜色,持续心电监护,若心率>100次/分以上,给予对症处理,若心率<60次/分,可按医嘱给阿托品或异丙肾上腺素等,必要时用体外临时起搏器调控,适当补充血容量,尿量每小时维持在>1 mL/kg。

患者从复苏室转入病房后开始进行床边康复护理,勤翻身,鼓励患者深呼吸及做有效的咳嗽,拍背排痰,当患者咳嗽时,用双手或枕头按着伤口深吸气后,用力咳痰。痰多伴黏稠不能咳出时,采用吸痰管将痰液吸出,保持呼吸道通畅。协助患者进行各关节屈伸运动,直至离床活动。在病情稳定情况下,鼓励并协助患者早期离床活动,教会患者测量脉搏。先平台慢步行走后再走阶梯,每次从60 m增至300 m,每天2次,每次20~30分钟,以休息状态心率为基础值,运动强度保持在基础值心率加20次/分,运动应该循序渐进,指导患者纠正术后不正确姿势。

五、健康指导

(一)生活指导

1.术后早期是恢复手术及其造成的创伤,改善体质,稳定各系统和器官平衡的重要阶段。原则上患者应充分休息和静养,可适当进行室内和室外活动,但要量力而行,以不引起心慌气促为度。

2.预防感冒及肺部感染,同时要保证充足的睡眠,防过度劳累。

3.出院后,一般不限制饮食,饮食注意多样化、少量多餐,进食清淡易消化的食物,保证蛋白质、维生素的摄入。

4.瓣膜置换术后患者存在不同程度的心理压力,指导患者要保持精神愉快,心情舒畅,生活乐观,尽量消除来自于生理、心理的压力,正确认识、对待抗凝治疗,有利于病情的稳定和康复。

5.生活要规律,早睡早起,不要过度劳累,避免酗酒与吸烟。

（二）用药指导

抗凝治疗将终生伴随心脏机械瓣膜置换术后的患者,而抗凝治疗的不足或过量都会引发严重的并发症。因此要将坚持按时按量服用抗凝药的重要性及必要性告诉患者及家属,不能擅自更改抗凝药的剂量。同时告知患者增加抗凝作用的药物,如氯霉素、阿司匹林等;减弱抗凝作用的药物,如维生素 K_1、雌激素、口服避孕药等,必须在医生指导下服用上述药物,尽量避免盲目服用活血化瘀类中药。教会患者自我监测出血征象,如有不适,及时来院就诊及监测 PT 值,以免抗凝过量引起出血或抗凝不足引起血栓形成。

（三）病情观察指导

指导患者有下述情况应尽快就医复查:身体任何部位有感染,不明原因的发热、呕吐、腹泻;有明显心慌气短,并出现水肿;咯泡沫血痰;有皮下出血、血尿、鼻血及牙龈出血、大便带血或暗黑色柏油状等出血倾向;巩膜及周身皮肤出现黄染;发生新的心律不齐、突然晕厥、偏瘫或下肢疼痛、发凉、苍白现象发生;女性怀孕或计划怀孕;经血或阴道流血量增加或不规则;严重摔伤或遭受严重创伤;某部位疼痛、红肿不适或任何其他不正常症状或体征。

（四）卫生保健

1. 术前月经正常的女性,换瓣术后口服抗凝剂,大部分患者的经量可较术前稍增多,经期基本与术前相似。术前有规则性功能性子宫出血的患者,术后抗凝中经期可延长,经量可增多,但周期基本不变,可在医生指导下适当减少华法林用量。如出血量很多,经血失调,出血持续不断,可能需要作其他进一步治疗。

2. 瓣膜置换术后心功能的改善需要一个较长的过程,大多数患者术后早期虽能与正常人一样生活,但心脏功能及全身情况尚未完全恢复,不宜过早进行性生活,以减少心脏负担。

3. 换瓣术后患者心功能和体力均恢复良好可以结婚但女性患者术后 2 年内应该避孕,因为过早妊娠和分娩对患者是不利的,婚后避孕不宜选用避孕环以免成为慢性炎症病灶,口服避孕药的患者应注意检查 PT 值,及时调整药量,以利安全。

4. 随着育龄妇女换瓣手术例数的增加,妊娠问题逐渐引起人们的注意。过去认为,换瓣术后的育龄妇女不适宜妊娠,妊娠是强加于母体与胎儿的危险因素。由于人工瓣膜的改进,外科技术的进步,抗凝处理的不断改善,严格掌握指征,妊娠期给予严密监护,母婴的并发症发生率已明显减少。如有妇女渴望生育,在换瓣术至少 2 年后,全身情况良好,在专科医师指导下可妊娠。在整个怀孕过程中必须与医生保持密切联系,并接受孕期保健和生活上的指导。

5. 换瓣患者如因其他疾病需要手术时应争取在心功能良好的情况下进行,麻醉方法应选择平稳适当不影响心肺功能的方式。

（五）复查指导

心脏手术患者出院时应保管好出院诊断证明书以及相关病历,复查时应携带出院通知书和其他医院所做的各项检查结果,如心电图、X 射线胸片,化验检查等为参考。华法林抗凝治疗时 PT 值早期波动较大,出院后定期定点检查 PT,开始每周 1 次,逐渐延长至每个月 1 次,6个月后病情稳定者延长至 3 个月 1 次,1 年后 3～6 个月 1 次,正确记录 PT 的测定值。

第二节　慢性缩窄性心包炎的护理

一、概述

慢性缩窄性心包炎(chronic constrictive pericarditis)主要是因急性心包炎未经及时妥善治疗,引发慢性炎症的病变导致脏层、壁层心包的粘连、增厚、钙化及挛缩而致心包腔闭塞,增厚的心包包裹着心脏,使心脏在舒张的中期-晚期充盈受限,收缩的瘢痕组织进一步压迫心脏引起心脏排血量也受到限制,心脏功能逐渐减退,引起全身血液循环障碍的疾病。大多数患者发病时症状不明显,所以急性期难于发现。

常见病因为结核性感染,其他如非特异性、化脓性、创伤性、风湿性、放射性以及心脏手术等也是引发慢性缩窄性心包炎的主要原因之一。由于非特异性心包炎是最为常见的一种急性心包炎,所以转为慢性心包炎的概率很大。

缩窄性心包炎中,心包脏层、壁层广泛粘连、增厚、钙化,心包的增厚一般达到 0.3~0.5 cm,甚至能达到 1 cm 或更厚。心包的部位不同,增厚程度也不同,心脏下垂和搏动弱的部位纤维蛋白沉积较多增厚明显,心房与大血管根部的位置心包增厚不明显相对较薄,病程长者有时坚硬如骨质。早期可有心包积液,随病情不断进展,心包脏、壁层之间逐渐粘连、融合,直至心包腔完全消失。病变的心包与纵隔、膈肌、胸膜粘连。长期心包缩窄,使心脏活动受限,心肌易发生萎缩和纤维化病变,早期可引发心外膜下心肌萎缩,晚期引起广泛性心肌萎缩,心室壁逐渐变薄,从而心肌的收缩力下降影响了心脏功能。

慢性缩窄性心包炎患者的主要症状:起病初期症状隐匿缓慢,随着病情的不断发展可出现气急、心悸、胸闷、腹胀、乏力、腹部膨隆,端坐呼吸,下肢水肿,少尿、胸痛、咳嗽等症状。患者呈慢性病容,脸部有水肿,浅静脉充盈,颈静脉怒张,可观察到 Friedreich,即颈静脉搏动时可见舒张早期凹陷。当缩窄严重影响右心室回心血流量时,吸气时可见颈静脉怒张明显(Kussmaul 征)。如胸腔积液量多,肋间隙增宽。患者出现听诊心尖搏动音消失或心音减弱遥远,心界叩诊正常或稍增大。有时在心脏收缩期间观察到胸部心尖区及胸骨左侧呈回缩样改变,而在舒张早期呈快速外向运动,心率加快。大多数患者由于大量的腹水所致腹部膨隆,肝脏肿大,下肢踝部水肿。有 10% 的患者出现脾大,肺毛细血管压、中心静脉压升高,收缩压降低,肺循环及体循环延长。患者常伴有奇脉,为吸气时脉搏减弱或者摸不清。血压计测压时,吸气时收缩压比呼气时收缩压低 10 mmHg 以上。以上症状是由于增厚的心包与膈肌粘连,吸气时由于膈肌下移拉动心包,使心包的张力增加因此限制了心脏的充盈,使心脏的排血量急剧减少,导致收缩压的下降。因此,慢性缩窄性心包炎应与肝硬化、心力衰竭和限制性心肌病相鉴别。

外科手术是根本的治疗方法,将缩窄的心包切除,使心脏功能逐渐恢复。在术后心脏功能的恢复要依赖于:①选择合适的手术时机,在纤维钙化形成之前剥离心包较为容易,对心肌的损害较小;②心包剥离的范围,是将两侧心室表面增厚病变的心包完全切除。手术宜选择在病情相对稳定的条件下实施。对于有活动性结核或全身性结核感染的患者,术前必须进行充分、严格的抗结核治疗。在体温、血沉及全身营养状况均接近正常或比较稳定后方可实施手术。适应症：①慢性缩窄性心包炎诊断明确，给予充分的术前准备，炎症要基本控制，要积极进行心包的剥脱与切除，这是解除心肌机械性压迫最有效，也是唯一的治疗方法；②患者全身情况较差，如进食少、腹水严重、肝肾受损、血浆蛋白降低、心率快120次/分以上、血沉快等，应保守治疗。待患者情况有所好转病情相对稳定时，可择期行心包剥脱术；③病情严重，保守治疗无明显改善者，要尽早施行心包开窗术，从而改善全身功能状况，然后进行心包切除术。

二、术前护理

缩窄性心包炎由于心肌损伤严重，心肌收缩力弱，全身情况较差，妥善全面的术前准备尤为重要。

（一）一般准备

1. 全身支持疗法　注意增强营养，对于血浆蛋白降低、腹水患者应给予高蛋白、高热量、低盐、清淡易消化饮食，同时注意维生素的补充。少食多餐，避免进食过硬的食物，以免引起消化道出血。根据病情酌情增加入血白蛋白、血浆的输注，还可多次少量输注新鲜血，以纠正低蛋白血症、贫血、营养不良等情况。

2. 抗生素　结核或化脓性感染引起的患者，术前应用抗结核治疗或使用抗生素治疗。抗结核治疗要长期坚持，不能擅自停药，治疗时间不少于6周，最好为3个月，同时跟踪肝功能的检测结果。

3. 水电解质平衡　肝大、腹水和周围水肿明显者，适当给予利尿剂，排出体内过多的水分。注意监测电解质，防止出现低钾、低钠血症，维持水电解质的平衡。

4. 改善心脏功能　严密观察心率、心律、血压的变化，避免出现心功能不全的发生。心率快或心律不齐患者可小剂量应用洋地黄类药物。同时要严密观察是否有洋地黄中毒的症状和体征，一旦发现洋地黄中毒立即报告医生及时处理。

5. 有胸水、腹水患者的护理　护士要定时测量患者的腹围、体重，并及时准确记录24小时尿量。经过治疗患者的胸水及腹水量仍较多时，术前1～2日可施行胸腹腔穿刺放水，腹部加压包扎，可以增加肺活量，有利于呼吸并减轻了腹压，降低了因心包剥脱后回心液体多造成的急性心衰的可能。

6. 完善相关术前检查　完善血常规、尿常规、肝肾功能、凝血象、心电图、心脏彩超、X射线片等检查。

（二）术前心理护理

护士应加强对患者的巡视，并主动关心患者，了解患者的合理要求。鼓励患者表达自身感受和需要。讲解手术的目的、手术方法，需要配合重点，术后的注意事项，进行有针对性的心理护理。此外，手术前尽量达到以下要求：

1. 患者呼吸功能，循环功能均转好。呼吸困难、水肿、端坐呼吸、胸水及腹水明显改善或减轻。

2. 饮食状况有所进步。

3. 心率低于120次/分，实验室检查结果基本在正常范围内，体温正常及活动能力有所提高。

4.每日出量(尿量)保持稳定。

三、术中护理

(一)常用手术径路

1.胸骨正中切口　目前应用较多,此种手术入路能够充分显露心脏各个部位及上下腔静脉,此种切口对术后呼吸功能影响小,一般呼吸功能较差或术前合并肺内病变的病例,多采用此切口,其缺点是对左心尖与膈面的暴露较差。

2.左胸前外侧切口　经第四肋间隙开胸,右侧需切断结扎胸廓内的动脉,切断胸骨,左侧须达到腋中线。此种切口的优点是良好的显露心前区,尤其是左心,而且单侧开胸,对术后呼吸功能的影响小;缺点是对上、下腔静脉显露较差。

3.双侧胸前横切口　这种切口优点是手术视野暴露良好,心脏左右两侧均可显露,更便于彻底切除心包,同时有利于术中及时处理意外。但是明显的缺点是切口较长、创伤较大,对术后呼吸功能的影响较大。

经胸部正中切口心包剥脱术:采用气管插管行全身麻醉。患者取仰卧位,背部及肩胛骨区垫高使胸部挺起,沿胸骨正中劈开胸骨。如遇胸骨后有粘连患者,可以一边分离粘连,一边用开胸器撑开两侧胸骨。暴露心包后,探查心包各处增厚的情况。增厚的心包纤维板和心外膜之间的间隙,这正是剥离心包的分界面。剥离心包时先自心尖部位开始剥离,顺序应是左、右心室前面、两侧面、心脏膈面,左、右心房及右室流出道。如粘连较轻时,可用手指套纱布或花生米钳予以钝性分离,不要过分牵拉或压迫心脏,更不要压迫冠状动脉血管,影响心脏供血。如粘连呈条索状或条带状改变时,可使用手术刀片或剪刀进行锐性分离。如粘连十分严重,不要强行剥离,可在其他位置重新切开、剥离心包,以先易后难为原则。根据术中患者心脏功能情况和心包粘连的程度决定剥离的范围,对于心包的剥离应力求彻底。

在心包剥离的过程中要严密观察心脏情况,如心脏过分膨胀并伴有收缩乏力时,则应将左、右心室前面大部分心包剥离即可。如术中出现心动过缓,多发室性期前收缩,循环不稳定或心肌发白,应暂停操作,查找原因处理恢复后,再继续剥离。左、右心室大部松解后,回心血量剧增,应及时给予强心利尿剂,避免心脏负荷过重。

慢性缩窄性心包炎术后的疗效与心包剥离彻底与否、心肌受损程度有密切关系。心包剥离彻底及心肌受损较轻的患者,术后胸、腹水消失,体内淤积的水分大量排出,体重明显减轻,心功能显著改善且远期效果良好。影响术后效果的因素一般是由于心包不能彻底切除,影响术后心功能的恢复,如上述症状再次出现,可考虑再次手术。慢性缩窄性心包炎引起的纤维性心外膜炎(fibrous epicarditis)如未剥离可引起残余心包缩窄,影响术后效果。而心肌由于长期受压,导致心肌淀粉样改变,引发心肌炎或心肌萎缩,影响心功能恢复。

(二)物品器械的准备

备好胸骨锯、高频电刀、除颤仪、负压吸引器、输液加温器、各种测压装置、各种急救物品等并保证性能良好,均能正常使用。准备心包剥离器械、骨蜡、明胶海绵、温生理盐水等。常规准备升血压药、强心利尿药、抗心律失常等各种急救药品,协助麻醉医师准备气管插管的用物及麻醉药物等。

(三)术中护士配合

1.呼吸循环管理　确保输液通路的通畅,麻醉前于患者上肢留置浅静脉留置针以供麻醉诱导用。麻醉后应配合麻醉医师于颈内静脉或股静脉置入中心静脉插管,连接中心静脉压监测设备。配合麻醉医师行桡动脉穿刺,穿刺后及时连接各种测压装置,建立连续动脉血压监测。同时,持续监测心率、血氧饱和度,间断行血气分析监测。严密观察心率、心律、血压、血氧、中心静脉压的变化。稳妥固定各种管道,保持通畅和有效的监测。静脉输液管路(3条或以上)必须保持通畅,其中一条管路为血管活性药物专用管路;另一条输液体,以晶体为主;第三条以输注全血、血浆等胶体为主。留置尿管并连接集尿器,保持尿管通畅,观察尿色、尿量。胸腔积液量的观察,以吸引瓶内液体量和纱布的失血量为主。准确记录入量和出量,保持各管路通畅压力正常,及时发现问题及时解决,避免意外发生。

2.用药管理　患者术中病情变化快、血管活性药种类较多。术前准备好各种急救药品,要用标签明确,放置合适以便取用。术中用药必须经过两名医护人员"三查八对",执行口头医嘱时必须清晰、准确的重复一遍确认无误后,方可执行。使用过的药瓶、输液瓶、血袋等要保留至手术结束,并准确做好记录。血管活性药物要现配现用,剂量严谨准确。严禁在血管活性药通路推注药物,测中心静脉压或输血输液,以免影响血管活性药物进入体内的速度和量,影响患者循环稳定。

3.体温的维护　手术室的室温在 22~24 ℃,患者身下铺电热毯,手术范围以外的部位加盖保温毯,将电热毯、充气保温毯的温度调至 38.5~39.5 ℃;输注的药物可经输液加温仪加温输注的,将加温仪调至 38~39 ℃后再输注。手术过程注意观察患者体温,及时调整和更改保暖措施,调整保温毯的温度,保持体温在正常范围内。

4.严格无菌操作,预防术中感染　手术器械及物品要严格消毒灭菌,手术开始前半小时常规使用抗生素。手术开始后则要控制人员的流动,包括工作人员都尽量减少出入手术间的频率,限制非手术参观人员进入。严格执行无菌操作技术,避免污染无菌物品。

四、术后护理

慢性缩窄性心包炎导致心脏束缚或受压,严重影响心脏舒张和收缩功能,一旦解除心脏的束缚,心脏即发生变化:一是术后心脏扩大,心肌收缩乏力,易发生低心排和心力衰竭,因此严密观察循环变化,血压、中心静脉压、心率和心律、呼吸、尿量、末梢温度、血气分析等;二是下腔静脉缩窄环消除后,肝脏淤血及组织水肿大量吸收,使回心血量剧增,心脏容量负荷加重,易出现急性心力衰竭。

(一)术后常规护理

1.严格控制液体入量　缩窄性心包炎术后解除了心包的束缚,大量组织间液回流入血循环,增加了心脏的前负荷,导致急性心力衰竭。因此,要严格控制液体量和输注速度,防止短时间内输入过量液体。同时给予强心、利尿等药物,防止急性肺水肿。严格控制液体量,使者处于容量稍欠,轻度脱水状态。如患者出现心率快、血压低、中心静脉压低,提示可能为容量不足,可加快输血、输液速度,补充血容量。如患者出现心率快、血压高、中心静脉压升高时,则可使用扩血管药,减慢输血、输液速度及量,同时使用利尿剂,加快排除多余水分。

2.生命体征的监测　观察意识、心率、心律、血压、血氧饱和度、中心静脉压、四肢末梢温度及颜色、肢端的血管充盈度,足背动脉搏动情况。监测电解质情况,血清钾浓度的监测尤为重要,预防出现低钾血症。由于长期低盐饮食,并使用利尿剂,还要注意预防低钠血症。术后常规静脉应用洋地黄药物,常用毛花苷丙静脉推注,根据病情调整药物用量达到洋地黄化,控制急性心力衰竭,防止发生急性肺水肿。对心功能差的患者,更要严密监测有无洋地黄中毒的症状和体征。而对于心肌收缩乏力的患者,常用多巴胺及多巴酚丁胺持续泵入,增加心肌收缩力。

3.呼吸道的护理　保持呼吸道通畅,注意呼吸道的温化、湿化,定时吸痰,严格执行无菌技术操作,监测血气分析,防止低氧血症。患者病情平稳后,方可脱机,坚持给予胸部物理治疗,鼓励患者自行咳嗽、排痰,做深呼吸运动,注意听诊双肺呼吸音,痰液黏稠患者可遵医嘱给予雾化吸入治疗,化痰药物治疗等。

4.各种管路的护理　保持各种管路的通畅,妥善固定防止打折、扭曲、脱出。深静脉穿刺口处敷料,需每日进行更换,注意观察穿刺处皮肤颜色、状态,如有红肿、红疹、渗液、肿大时,应立即拔出,可更换其他部位重新穿刺。各种血管活性药物应标示明确,并标注好配制时间,避免搁置太久,在进药端与深静脉连接处,将标有药品名称的输液贴,贴于此处,以便护士换药、快推、停药时准确、及时、便捷操作,以免影响患者循环稳定。严密观察胸腔及纵隔引流情况,注意引流液的颜色、性质、量,如发现异常及时报告医生,引流液量、性质均正常患者每日更换引流瓶。留置尿管护理同尿管护理常规,注意观察患者尿的颜色、量。患者拔除留置尿管后,仍需注意患者的尿量变化。

5.疼痛的护理　保持病房内整洁、安静、舒适,温度、湿度适宜,减少探视人员,保证患者正常休息。教患者学会自我放松的方法,以及转移注意力的办法,适当给予心理暗示。术后可遵医嘱给予止痛药物。

6.心理护理　创伤性大手术后患者容易出现焦虑、恐惧,甚至出现创伤性精神障碍,因此心理护理尤为重要。首先,护士要积极主动关心患者,注意患者心理变化,各项操作前须向患者阐明操作的目的,注意事项并取得患者同意和配合,操作中注意观察患者的反映,安慰、鼓励患者,争取主动配合,操作后安抚患者对于他(她)的配合给予肯定。操作动作要求娴熟敏捷,尽量减少患者不必要的痛苦。护士能对仪器设备的功能、调试,准确、熟练的完成。注意与患者之间的交流方式。

7.其他护理　肝脏功能的保护。如术后 24～48 小时内出现黄疸,多数由于心包缩窄剥离后血液循环的改善引发,一般术后 1 周左右症状能自行消失。术后如患者有贫血或渗血症状,应给予适当的输血、血浆白,蛋白较低的患者,应及时补充人血白蛋白或血浆。对于结核性心包炎患者要继续抗结核治疗 3～6 个月。

8.基础护理　给予患者口腔护理、会阴护理及皮肤护理,定时翻身,经常受压部位给予按摩,防止褥疮的发生。

(二)术后并发症的观察与护理

1.心律失常　患者出现心律失常如心房纤颤、心动过缓、心动过速、室性期前收缩等异常心电。常规备用临时起搏器。出现心律失常时立即报告医生,根据心律失常的类型应用抗心律失常的药物,使用抗心律失常的药物时注意用药后药效及不良反应的观察。找出心律失常的原因,对应治疗。

2.低钾血症　患者血清钾浓度低于 3.5 mmol/L,出现腹胀、恶心、四肢无力等症状,也可无明显症状。密切监测患者的尿量,根据尿量及时补钾,同时注意患者相关的症状和体征,发现异常及时报告医生及时处理。能口服补钾患者首选口服补钾,如需通过静脉补钾,补钾时注意心电图的变化。

（三）术后康复护理

心外科手术治疗护理常规包括术后的康复护理，严密观察患者生命体征的变化，给予心电、血压、血氧综合监护，观察各个引流管的通畅情况和引流液颜色、性质、量等，做好详细记录。注意观察尿量、尿色，准确记录。

患者转入普通病房就开始进行床边的康复护理，包括：定时翻身拍背、协助排痰，当患者咳嗽时，用双手护住刀口两侧肋骨，在患者用力咳嗽时给予加力，能够减轻刀口疼痛，痰液易咳出。痰多伴黏稠不易咳出时，采用经鼻腔吸痰法将痰液吸出。必要时加强雾化后进行吸痰，每次吸痰不超过 15 秒。鼓励并协助患者尽早床旁活动，活动适度以休息状态心率为基础值，运动强度保持在比基础值心率加 20 次/分，无心慌、气促等不适症状为宜。

五、健康指导

慢性缩窄性心包炎术后出院健康指导见表 3-2。

表 3-2　慢性缩窄性心包炎术后出院健康指导

营养	加强营养，合理饮食，低盐、低脂、易消化饮食为主
活动	劳逸结合，根据自我感觉逐渐增加活动量，以活动后无心悸、气短，自我感觉良好为度 避免过重的体力劳动，注意预防感冒
用药指导	根据医嘱正规服用抗结核药物，不能任意停药，定期复查肝功能 需服用洋地黄类药物者，教会患者观察洋地黄中毒症状和体征，如出现中毒现象，立即停药，及时纠正
复查	定期门诊复查，术后每 3、6 个月复查一次，半年后每半年复查一次

第三节　主动脉夹层动脉瘤的护理

一、概述

主动脉夹层动脉瘤（aortic dissective aneurysm）的准确定义是：主动脉壁中层内裂开，并且在这裂开间隙有流动或凝固的血液。中层裂开通常是在中层内 1/3 和外 2/3 交界面。夹层将完整的主动脉壁一分为二：即由主动脉壁内膜层和中层的内 1/3 组成的夹层内壁和由中层外 2/3 和外膜层组成的夹层外壁。夹层内、外壁间隙为夹层腔，或称为假腔，主动脉腔称为真腔。主动脉夹层的病因尚不明确，但其基本病变为含有弹力纤维的中膜的破坏或坏死，常与以下情况有关：高血压、遗传性结缔组织病（如马方综合征、Turner 和 Ehlers-Danlos 综合征）、多囊肾病、主动脉中膜变性、主动脉缩窄、先天性主动脉瓣病、妊娠、动脉硬化、主动脉炎性疾病、钝性或医源性创伤或肾上腺诱导性病变有关。

在夹层形成和发展过程中，主动脉壁中层撕裂导致的疼痛和主动脉夹层动脉瘤三个常见并发症（主动脉破裂、主动脉瓣反流、主动脉及其分支血管的阻塞）相应的表现是急性主动脉夹层动脉瘤常见的症状和体征。慢性主动脉夹层动脉瘤患者，主动脉扩大但常无症状。当扩大的主动脉侵犯邻近结构，则表现为相应部位的疼痛。扩大的主动脉压迫邻近组织也产生症状，如声音嘶哑、Horner 综合征、反复肺炎。近端主动脉发生慢性夹层时，多合并主动脉瓣的关闭不全，严重者产生急性左心衰竭症状。慢性主动脉夹层患者也可出现组织灌注不良，如慢性肾衰竭、跛行等。慢性夹层患者出现低血压，多是由于主动脉破裂或严重的主动脉瓣关闭不全、心力衰竭所致。慢性病症外周脉搏消失较急性常见。主动脉瓣关闭不全时,除典型的舒张期泼水样杂音外,多有外周血管征,如毛细血管搏动、枪击音、脉压增大,腹部体检可发现扩大的主动脉。

未经治疗的主动脉夹层动脉瘤预后很差。急性主动脉夹层动脉瘤患者,50%在夹层发生后48小时内死亡,75%的患者在2周内死亡。慢性夹层患者,5年生存率低于15%。主动脉夹层动脉瘤患者绝大多数死于主动脉破裂。临床实践结果表明,人造血管置换术是主动脉夹层动脉瘤外科治疗的最有效方法。理想的置换术是在一次手术中能用人工血管置换所有夹层病变累及的主动脉段,即所谓完全治愈。然而这是难以达到的,因为大范围的替换手术创伤大,术后并发症多,死亡率高。因此,绝大多数仅置换破裂的、危险性很高的主动脉段,而通常是近端主动脉应尽可能大范围的替换。

二、术前护理

（一）一般准备

1.休息　绝对卧床休息,减少不必要的刺激,限制探视的人数。护理措施要相对集中,避免搬动患者,操作时动作要轻柔,避免发出噪声,尽量在患者床边完成相关的检查。

2.术前常规准备　术前停止吸烟,术前8小时禁食水,以免麻醉或手术过程中引起误吸。术前晚应常规清洁灌肠,术前一日备皮,剃去手术区及其附近的毛发,术前一晚按照医嘱给镇静药物。完善各项血、尿标本的化验,包括:血常规、血型、凝血象、生化系列、血气分析、尿常规。辅助检查包括:18导联心电图、胸部X射线片、超声心动图、CT或MRI、主动脉造影等。

3.疼痛　主动脉夹层动脉瘤难以忍受的剧烈疼痛本身引起血压的升高,因此要做好疼痛护理。可以适当应用镇静和镇痛药物,止痛药物要选择对呼吸功能影响小的药物,通常是10 mg吗啡皮下或肌内注射,必要时4～6小时后可重复给药,年老体弱者要减量。如果疼痛症状不明显,但是患者烦躁不安可给地西泮等镇静药物。在使用镇静药物后要观察患者的呼吸状况,如有异常立即通知医生。

4.吸氧　患者持续低流量吸氧,增加血氧含量。吸氧也可以改善心肌缺氧及应用血管扩张药物而引起的循环血容量减少导致的氧供应不足。另外,疼痛也会增加机体的耗氧量,吸氧后可增加患者的氧供应量,改善患者的不良情绪。

5.防止发生便秘　对于主动脉夹层动脉瘤的患者来说,绝对卧床休息和心理的焦虑和抑郁是导致便秘发生的主要原因,另外患者的饮食结构和生活习惯也是造成便秘的原因,还有一部分患者因为怕用力排便造成动脉瘤破裂而不愿排便。患者要多食素食少食荤,多吃蔬菜水果软化粪便,给胃肠道休息的时间,减少胃肠道的负担,保持胃肠的正常蠕动。多饮水,促进新陈代谢,缩短粪便在胃肠道停留的时间,减少毒素的吸收。安排合理科学的饮食结构,粗细搭配,避免以猪肉、鸡肉等动物性食物为主食。每日睡前或晨起喝一杯温蜂蜜水或淡盐水以保持大便通畅。一旦发生便秘,给予开塞露灌肠,此方法作用迅速有效。服用麻仁软胶囊、蜂蜜水及香蕉虽然有效但作用较慢。禁忌做腹部按摩及运动疗法,以免诱发夹层动脉瘤破裂。因患者绝对卧床,要求床上排便,嘱患者建立定时排便的习惯,每日早餐后排便,早餐后易引起胃-结肠反射,此时锻炼排便,以建立条件反射。另外,患者排便时要注意环境隐私,用屏风遮挡,便后要帮患者做好清洁工作,病室通风,保持空气清新。

6.其他疾病治疗

(1)心血管系统的常见疾病

1)缺血性心脏病:动脉瘤手术对患者心脏供血、供氧和氧耗影响都很大,术前如有缺血性心脏病,术中、术后易并发心肌梗死,一旦发生心肌梗死则死亡率极高。术前应了解患者有无心绞痛症状或者有无心电图的异常改变。但约半数以上的冠心病患者无任何症状,因此对有冠状动脉疾病的患者,可做冠状动脉造影检查。

2)高血压:轻度高血压并不构成动脉瘤手术的危险因素,中度以上的高血压除非必须做急诊手术外,术前应控制好血压再行择期手术。长期服用降压药物的,要一直服药到术前,术后也要尽早恢复服药。术中要特别注意防止血压忽高忽低,术后要口服降压药维持血压平稳。

3)心律失常:房性期前收缩一般不需要特别处理。房颤者术中及术后应控制心率,偶发单源性室性期前收缩不需特殊处理,但频发或多源期前收缩需要用利多卡因或胺碘酮等有效药物治疗。新出现的恶性心律失常则应检查有无血生化异常、酸中毒、低氧血症、贫血等。

4)心脏瓣膜疾病:升主动脉瘤时常伴有主动脉半环扩大或瓣膜附着缘撕脱,一旦因此而出现主动脉瓣关闭不全,常出现急性左心功能不全的表现,因此应尽早进行手术治疗。这种患者不能平卧、心功能Ⅲ级或Ⅳ级、药物控制效果不佳的也应尽早手术或急诊手术,而不必等待心功能改善后再手术治疗。合并轻度主动脉瓣狭窄或轻度二尖瓣脱垂,术中可不处理,如中度以上的病症,术中应同时处理。

(2)呼吸系统疾病:

1)急性呼吸道、肺部炎症:呼吸系统急性炎症,气管分泌物或痰液增多,再加上麻醉和手术的侵袭,术后感染易扩散,发生肺不张和肺炎并发症的危险性增大。所以,除急诊手术外,术前应先治疗呼吸系统急性炎症,待炎症完全治愈后1～2周再行择期手术。

2)慢性支气管炎:慢性支气管炎要去除诱因,其次慢性支气管炎时气管内黏液分泌过多和易引起气管支气管痉挛,因此术前准备应以祛痰、排痰和解痉为中心,使用祛痰药物及雾化吸入。

3)慢性肺气肿:术前应锻炼呼吸以促进呼气,通常采用吹口哨及锻炼腹式呼吸改善肺内气体交换。其次术前也要口服祛痰解痉药物,合并感染要选用敏感抗生素。

(3)糖尿病:合并糖尿病的患者术后易发生感染,主要是因为机体免疫力下降,微血管病的血液循环障碍以及白细胞功能降低等原因。术前要正确调节葡萄糖和胰岛素的用量,使血糖值在允许的范围内波动,防止发生酮症酸中毒。通常要求控制空腹血糖在正常范围或7.5 mmol/L以内,但要注意防止发生低血糖。另外还要纠正患者的营养状态,特别是低蛋白现象,并消除潜在感染灶。

7.用药护理 目前临床上常用的药物有三类:血管扩张剂、β肾上腺素受体阻滞剂和钙离子阻滞剂。主动脉夹层动脉瘤的急性阶段(发病初48小时),主动脉破裂的危险性最大,应选择静脉途径给药方法,待病情控制后再改为口服长期维持量。慢性主动脉夹层动脉瘤而无症状的则可提倡口服药物治疗。硝普钠应用输液泵准确输入体内。从小剂量[0.5 $\mu g/(kg \cdot min)$]开始,然后根据血压的高低逐渐增加用量,但一般不超过[10 $\mu g/(kg \cdot min)$]。当用大剂量硝普钠仍达不到满意的效果时,改用其他血管扩张剂。应用硝普钠时要现用现配,避光泵入,输液泵控制速度。应用硝普钠同时可应用β肾上腺素受体阻滞剂,如艾司洛尔,注射时要稀释并使用输液泵控制速度。值得注意的是艾司洛尔有很强的降压作用,如患者仅应用艾司洛尔就能维持满意的血压和心率,则不需要同时使用硝普钠。在应用艾司洛尔的过程中要密切观察患者的心率。普萘洛尔有很强的心肌收缩功能抑制作用,需要急诊手术的患者应避免使用或用量应小。临床中常用的钙离子阻滞剂是乌拉地尔,应用输液泵泵入,也可稀释后静脉注射。

8.**预防瘤体破裂** 夹层动脉瘤破裂引起失血性休克是导致患者死亡的常见原因。预防主动脉夹层破裂,及时发现病情变化是术前护理的重要内容。尤其是患者主诉突然发生的剧烈腰背部疼痛,常常是夹层动脉瘤破裂的前兆。高血压是夹层分离的常见原因,导致夹层撕裂和血肿形成的常见原因与收缩压和射血速率的大小有关。因此术前要将血压控制在 100~130/60~90 mmHg,心率 70~100 次/分。血压下降后疼痛会明显减轻或消失,是主动脉夹层停止进展的临床指征,而一旦发现血压大幅度下降,要高度怀疑夹层动脉瘤破裂。

9.**周围动脉搏动的观察和护理** 当主动脉夹层累及分支血管会引起相应脏器的缺血症状,主动脉分支急性闭塞可导致器官的缺血坏死,要预见性的观察双侧桡动脉、足背动脉的搏动情况,要注意观察末梢的皮肤温度及皮肤颜色。要勤巡视、勤观察、严格交班、做到早发现、早报告、早救治。

10.**胃肠道及泌尿系统** 观察动脉瘤向远端发展,可延伸到腹主动脉下端,累及肠系膜上动脉或肾动脉,引起器官缺血和供血不足症状,夹层累及肾动脉会出现腰疼、血尿、急性肾衰竭、尿量减少。夹层累及肠系膜上动脉时会出现恶心、呕吐、腹胀、腹泻等症状。每小时记录尿量,尿色,记录 24 小时出入量。

11.**休克的观察** 患者因刀割样疼痛而表现为烦躁不安、焦虑、恐惧和濒死感,且为持续性,一般镇痛药物难以缓解,患者会伴有皮肤苍白、四肢末梢湿冷、脉搏细速、呼吸急促等休克症状。护士要迅速建立静脉通路,抗休克治疗,观察患者尿量、皮肤温度、血压及心率变化。

12.**其他并发症的观察** 主动脉分支闭塞会引起器官的缺血坏死,如颈动脉闭塞表现为晕厥,冠状动脉缺血表现为急性心肌梗死,累及骶髂神经可出现下肢瘫痪。累及交感神经节可出现疼痛,累及喉返神经可以发生声音嘶哑,因此护士要严格观察有无呼吸困难、咳嗽、咯血、头痛、偏瘫、失语、晕厥、视力模糊、肢体麻木无力、大小便失禁、意识丧失等征象。

(二)心理护理

绝大部分患者在住院时可以了解自己的病情,对手术和疾病充满了紧张和恐惧,同时夹层动脉瘤的首发症状是胸背部剧烈的疼痛,难以忍受的撕裂样。刀割样疼痛伴有濒死感,严重者伴有短暂的晕厥,因此患者会有烦躁和焦虑,但是患者期盼着手术治疗以减轻痛苦,顾虑重重,同时也担心手术是否成功,这些心理问题会影响患者的休息,同时会使交感神经兴奋,血液中儿茶酚胺含量增加,使血压升高、心率加快,加重病情。不良的心理问题还会降低机体的免疫力,抵抗力下降,对手术治疗不利。首先我们要倾听患者的主诉,鼓励患者说出自己内心的不快、顾虑以及身体的不适,与患者建立信任关系。向患者讲述成功病例,组织经验交流会,观看图片讲解疾病相关知识,增强患者战胜疾病的信心。与家属配合鼓励患者增强战胜疾病的信心。

(三)术前访视

术前一日 ICU 护士到病房对拟进行手术者进行访视,术前访视采用视频和发放宣传册以及一对一咨询的方式进行,以确保患者及家属能够理解,并且在访视过程中一定要注意询问他们是否能听懂。护士除了常规介绍ICU工作环境,还需要向患者及家属解释患者在这里的这段时间内可能会发生什么,他们可能会有什么样的感受以及会听到什么并看到什么;气管内插管的存在会对他们产生什么影响,以及如何用另一种方式进行交流;重症监护室护士的角色,重症监护设备,以及重症监护室的探视制度。所有这些信息都应记录细节备份,以便患者回顾需要说明或提醒的要点。护士需要评价患者心理生理状况,确定可能影响术后恢复的问题。术前访视信息见表3-3。

表3-3　术前访视信息

患者在ICU苏醒	他或她可能会听到声音但不能移动或回答
气管插管会引起的问题	1.不能说话 2.需要吸痰并联合镇静 3.需要另一种交流方式 4.这种状态可能持续的时间以及时间延长的可能性都需要进行讨论
应用呼吸机	1.它是什么 2.感觉如何 3.放松的重要性以及与机器配合
警报和蜂鸣	1.它们是什么意思 2.怎么处理
疼痛	1.哪里会疼痛 2.会怎么样疼痛 3.可以为它做什么(定位,支持,麻醉)
ICU护士	总在身旁:观察并监护进程
物理治疗	1.物理治疗前需要缓解疼痛 2.患者需要告诉护士是否足够 3.移出气管插管后需要深呼吸和咳嗽 4.卧床期间需要早期进行运动
胸部引流	1.它们是什么 2.它们是干什么用的 3.它们什么时候能拔除

(四)急诊手术术前准备

急诊的主动脉夹层动脉瘤患者,绝大多数是主动脉瘤濒临破裂危险或已发生破裂、有严重的组织、器官灌注不良,病情危重。为了挽救患者的生命,应在密切的监护和药物治疗的同时,在最短的时间内进行必要的术前检查和作出明确的诊断,以便及早接受手术治疗。

1.监测　所有夹层动脉瘤或可能急诊手术的患者,都必须送至重症监护室或直接到手术室,进行血流动力学连续监测。为了方便静脉应用药物治疗,快速输液和监测中心静脉压,要求建立中心静脉通路。建立动脉连续直接测压,达到实时监测血压的目的。放置尿管,便于对尿量进行监测,这是对液体的补充,抗高血压治疗效果判断的一个很好的观察指标,在双侧肾无灌注时常产生无尿症。定时触摸并对比四肢动脉脉搏的强弱,在监护过程中,护士用这种简单的方法判断有无组织灌注不良。有条件者还可放置Swan-Ganz漂浮导管,进行肺动脉、压肺毛细血管楔压,心排血量等进行监测。除上述监测外还要观察患者的神经系统功能及腹部状况,同时还要密切观察患者的动脉血气分析结果。

2.药物治疗　临床实践中,仅有极少数主动脉夹层动脉瘤患者需要急诊手术。假如已在其他医院确定了主动脉夹层动脉瘤的诊断和明确了夹层累及的范围和有无并发症,来院就诊时可直接送入手术室进行治疗。药物治疗主要是静脉给药,普萘洛尔有很强的心肌收缩功能抑制作用,需急诊手术的患者应避免使用。需要急诊手术而又出现组织灌注不良的患者,术前是否进行降血压治疗仍存在分歧,反对者认为降低血压加重组织缺血,赞成者认为组织灌注不良是由于夹层所致,降低血压是可以防止夹层发展、预防夹层破裂的有力措施。在术前准备过程中,有些患者仍出现难以忍受的疼痛则应肌内或静脉注射止痛药和镇静药。

三、术中护理

由于夹层动脉瘤起病急骤,加上剧烈的疼痛,往往使患者出现恐惧、焦虑的情绪,在拟定手术方案后,手术室护士应当尽快到病房做好术前访视,以亲切的态度介绍手术成员及手术的成功经验,鼓励患者以放松的心态准备手术。洗手护士在术前准备好常规心脏大血管手术器械和敷料包,准备各种类型的人造血管及心血管补片、特殊血管缝线和可吸收缝线,大银夹钳和特殊鼻式针持,胸骨锯、骨蜡、无菌冰泥、除颤器、生物胶、止血粉、止血纱布,特细神经拉钩等。检查各种备用插管、手术器材的有效期,准备好充足的手术器械、用物、药品,保障术中及时准确地配合。

患者进入手术室后,巡回护士要热情接待,仔细核对患者姓名、床号、手术部位及术前用药。安慰关怀患者,减轻其紧张情绪。迅速建立两条良好的静脉通路。麻醉完成后,将患者放置平卧位,头下垫软头圈,胸后垫胸枕。肩胛骨、骶尾部、足跟处分别贴减压贴,减少因手术时间长和深低温体外循环导致皮肤压疮。由于手术位置在主动脉,而且是深低温环境条件下,会引起血流动力学和内环境的变化,术中密切配合麻醉师、体外循环灌注师工作,观察血压、血氧饱和度、尿量及体温的变化。遇异常情况,及时遵医嘱做好相应的处理。

心脏大血管手术器械种类繁多,要求器械护士提前30分钟刷手,与巡回护士一起仔细清点缝线、敷料和器械等物品。考虑到手术大,影响术式的不确定因素较多,皮肤消毒范围要足够大。铺单还是应预留双侧锁骨下动静脉和股动脉切口位置。暴露右侧腋动脉备体外循环插管用。大血管手术开胸时的风险较大,尤以二次开胸行大血管手术为甚。从开胸到完成心脏血管游离的过程中应做好随时应对大出血、心律失常和启动体外循环的准备。

四、术后护理

(一)常规护理

1.ICU常规护理　准备好麻醉床、心电监护仪、呼吸机、简易呼吸器、吸痰器、除颤仪等急救监测设备。患者回ICU后立即给予患者心电、血压、血氧饱和度监测。连接呼吸机进行机械辅助通气。与麻醉师进行交接包括患者使用药物如何配制、血气分析结果以及术中是否出现异常情况。同时还要交接患者的衣物,带回的血制品及药物,血制品要严格交接,双人核对。病情允许可与手术室护士共同为患者翻身查看皮肤情况,出现异常要记录在重症护理记录单上,并填写压疮评估表,并且要把情况告知家属。

2.体位　麻醉未醒时采取平卧位,尽量减少搬动患者,如生命体征不稳定患者要禁止翻身。麻醉清醒后生命体征稳定的患者可将床头抬高 30°。

3.管道护理　与麻醉师一起确定气管插管的位置,听诊呼吸音,观察双侧是否对称,常规进行 X 射线检查,了解气管插管的位置及双肺的情况。交接深静脉及动脉压管路的位置,检查管路是否通畅。妥善固定尿管、引流管,在引流瓶上贴好标记,以便观察患者的引流量。保持各管路通畅,避免打折、扭曲、脱出、受压,每班需要确定各种管路的位置,每个小时记录深静脉及气管插管的位置。

4.保证外出检查安全　患者外出做检查时要备好抢救设备及药物,准备简易呼吸器、氧气袋、负压吸引器、吸痰管、除颤仪、肾上腺素,以保证患者发生意外情况能够给予及时的救治。

5.血糖监测　术后监测血糖每小时 1 次,连续 3 小时,如有异常立即应用胰岛素,以控制血糖在正常范围。

6.心理护理　患者进入 ICU 后要掌握患者的心理动态,及早告知患者手术成功,现在正在 ICU 接受治疗,对患者实施周到的护理及热情的鼓励。积极指导自我放松训练,转移注意力,使其配合治疗,促进康复。对患者提出的问题,要耐心细心解答,让患者信任 ICU 护士。

(二)并发症的观察与护理

1.控制血压　维持理想的血压,减少血压的波动是大血管术后护理的难点。术后难以控制的持续高血压可增加脑出血、吻合口出血及冠状动脉痉挛,有心肌缺血的危险。术后要给予患者镇痛、镇静,加强心理护理,使患者有安全感,防止由于过度的焦虑和烦躁而引起的血压升高。术后要给予缓慢复温,防止由于体温过低引起的外周血管收缩而导致血压的升高。患者麻醉苏醒时,可应用丙泊酚镇静,同时血压有升高趋势时,要遵医嘱给硝普钠、亚宁定、利喜定等降压药物,使血压缓慢降低,收缩压维持在 120 mmHg 左右。术后早期血压低多是因为渗血多、术中出血、失液,血容量不足引起的,应用药物血压仍控制不理想时,要警惕是否发生低心排。所有患者均采用有创血压监测,妥善固定穿刺针的位置,每班都要校对零点,保证测量血压的真实可靠。使用血管扩张药物要单路给药,使用微量注射泵是避免应用"快进"键,以免血压骤然降低。

2.心电监测　全主动脉置换涉及主动脉根部的置换及头臂干血管的再造,术前主动脉瓣关闭不全,冠状动脉病变,长时间的体外循环及心肌阻断,都会导致术后的心律失常、心肌缺血,低心排甚至心搏骤停。术后立即给予多参数的生理监测及血流动力学监测,定时观察心率、中心静脉压及心电图的变化。高龄患者中心功能较差、心排量降低,易发生充血性心力衰竭,对于这样的患者术后可以给予 IABP 辅助心脏功能,增加心脏射血、心脏灌注,改善肾脏的血液灌注。

3.纠正电解质紊乱、酸碱平衡失调及出入量失衡　术中血液稀释、利尿剂的应用、低流量灌注、应用呼吸机等都会引起酸碱平衡失调及电解质的紊乱。术后也要参照多方面的因素心率、血压、中心静脉压、尿量、引流量、血气分析结果以及心肺功能。血容量不足时要以补充胶体为主,维持血红蛋白>100 g/L,血浆可以预防由于凝血因子减少而造成的引流多,补充胶体还可以防止由于胶体渗透压降低而造成的肺内液体增多,护理过程中不能机械的控制入量小于出量。

4.意识的监测　脑部的并发症是人工血管置换常见的并发症之一,临床表现为苏醒过缓、偏瘫、昏迷、抽搐等。护士在患者未清醒前要观察并记录患者双侧瞳孔是否等大等圆,是否有对光反射及程度如何,清醒后要记录清醒的时间及程度,密切观察患者的认知情况、精神状态及有无脑缺氧。患者清醒后护士要观察和记录四肢的活动情况,皮肤的温度,感觉动脉搏动情况。

5.胃肠道的护理 留置胃管持续胃肠减压是术后常见的护理措施,留置胃管禁食水的患者常有口渴、咽部疼痛等不适,每天要给予两次口腔护理,以促进患者舒适。每班听诊肠鸣音,观察腹部体征,有无腹胀、腹痛,定时测腹围,观察有无腹腔脏器缺血表现。患者肠道功能恢复后可给予胃肠道营养,以促进患者体力的恢复。

6.呼吸道的护理

(1)术后呼吸机辅助呼吸:根据血气分析结果及时调整呼吸机参数。术后带管时间长,不宜长时间持续镇静的患者易出现呼吸机对抗,随时监测呼吸频率、潮气量、气道压及患者的呼吸状态。调整呼吸机模式为 SIMV+PS(压力支持)或者压力控制通气(PC),在 PC 情况下要注意观察患者的潮气量变化,及时调整压力。

(2)预防呼吸机相关性肺炎(VAP):呼吸机相关性肺炎是指经气管插管行机械通气 48 小时以后发生的肺部感染,或原有肺部感染发生新的病情变化,临床上高度提示是一次新的感染,并经病原学证实者。机械通气是 ICU 常用的一种治疗方法,由于人工气道的建立破坏了呼吸道正常的生理防御机制,使机械通气并发的呼吸机相关性肺炎发生率增加 4~12 倍。呼吸机相关性肺炎的发生使得患者治疗时间延长,住院费用增加,死亡率增高,影响疾病的预后。

ICU 环境管理:严格限制探视,减少人员流动,同时也要减少可移动设备的使用。必要探视时家属需要穿隔离服、戴口罩帽子、更换拖鞋后才能进入。每日要进行通风,地面每天用含氯消毒液拖擦,监护仪等设备定期消毒液擦拭,患者转出后对所用物品进行终末消毒处理。ICU 应设立隔离病房,以收治特殊感染患者。使用空气层流装置时要定期清理排风口出的污物,以免影响空气质量。定期对 ICU 工作人员进行手消毒效果监测,洗手后细菌数小于 5 cfu/cm²,并以未检出致病菌为合格。此外,还要进行定期体检,尤其要进行口咽部细菌培养,带有致病菌株者应停止治疗工作或更换工作岗位。

7.并发症的观察及护理

(1)观察有无截瘫:密切观察患者的下肢肌力及感觉,一旦发现异常立即通知医生。胸降主动脉和胸腹主动脉远端的血管置换术,脊髓缺血时间长或者供给脊髓血液的肋间动脉和腰动脉没有重建等因素导致的偏瘫、截瘫等是主动脉夹层动脉瘤术后常见的严重并发症,迄今为止尚未有解决的方法。

(2)观察有无栓塞征象:主动脉人工血管置换术后,在重建血管吻合口、动静脉腔内易发生血栓和栓塞。为防止人工血管内发生血栓,术后 3 个月内给予抗凝治疗,抗凝药物的应用通常在术后 6~12 小时,如果引流多要推迟使用。

(3)预防出血和渗血:主动脉人工血管置换的创伤大,吻合技术难,吻合处多,术中和术后发生出血和弥散性渗血往往能够致命。术后对出血的观察和早期发现尤为重要。勤挤引流,保持引流通畅,观察记录引流的色、质和量,如果发现术后 1 小时引流量>10 mL/kg,或者任何 1 小时的引流量>200 mL,或 2 小时内达 400 mL,都提示有活动性出血,一旦发现要立即报告医生,给予开胸止血。同时术后控制血压也是预防出血的关键,主动脉人工血管置换手术复杂,技术难度大,吻合口多,吻合口出血是术后致死的首要原因。控制血压在 90~120/

50～80 mmHg,以保证组织灌注,皮肤温度正常,以尿量为准,保证每小时尿量＞1 mL/kg,避免血压过低导致的组织灌注不足。早期引流偏多要排除血液稀释、鱼精蛋白不足、凝血功能障碍等原因,及时给鱼精蛋白、新鲜血浆、血小板、纤维蛋白等,有效地减少术后渗血。

(4)肾脏功能监测:肾脏是对缺血最敏感的腹腔脏器,肾衰竭是主动脉术后常见的并发症之一,发生率10％～20％,常在术后48小时内发生。防止血容量不足引起的少尿、无尿,每小时观察并记录尿量、颜色及性质,查肌酐、尿素氮,出现出入量失衡时及时汇报医生。补足血容量,血细胞比容低于35％时适当输血,维持血压稳定,必要时应用硝普钠降压,必须保持稳定的肾动脉灌注压,舒张压不低于60 mmHg。血压过低者可应用小剂量多巴胺、肾上腺素以提高血压,扩张肾动脉,起到强心利尿作用。发生血红蛋白尿时要给予碱化尿液,防止管型尿形成,保持水电解质酸碱平衡,控制氮质血症,当尿量连续2小时＜1 mL/kg时,及时报告医生,应用利尿剂,必要时应用肾脏替代疗法。

8.预防感染 主动脉夹层人工血管置换手术时间长、创伤大,人工血管植入和术后带有引流管,中心静脉导管等侵入性导管多,易发生感染。术后各项操作要严格遵循无菌操作原则,应用广谱抗生素,严格按医嘱时间给药,以维持最佳的血药浓度。有发热的患者要根据血培养的结果选择应用抗生素。要密切观察体温,痰液的色、量及性质。观察皮肤有无红肿、疼痛,尿液有无混浊,一旦发现上述症状,要及时找到原因并及时处理。

(三)康复护理

患者病情平稳后可进行各关节的被动运动,清醒脱机后指导患者进行主动关节运动,练习床上坐起进食,为下床活动做准备。从术后第一天起按摩双下肢,每日两次,每次半小时。翻身叩背促进患者痰液排出,防止呼吸道感染的发生。鼓励患者早期下床活动,促进体力的恢复,初次下床时要注意保护患者安全以免发生摔伤。

五、健康指导

(一)生活指导

减少家庭生活中的不安全因素,防止跌倒,避免体力活动,从事比较轻松的职业。指导患者养成良好的饮食习惯,给予低盐、低胆固醇、富含粗纤维素且清淡易消化饮食,少量多餐,不食刺激性以及易引起腹胀的食物,如饮料和咖啡等,以免加重心脏负担。限制摄盐量,限制高胆固醇、高脂肪食物,并适量摄取蛋白质饮食,多吃新鲜的蔬菜和水果,戒烟限酒,保持大便通畅,防止发生便秘而引起腹内压增高。根据天气增减衣物,避免发生感冒。

(二)用药指导

按医嘱服药,漏服后不能补服,缓释片不可掰开服用。控制血压,定期监测血压是药物治疗的关键。合理降低血压,保持血压平稳,防止动脉破裂。每日定时、定部位、定血压计、定体位测量血压并记录数值,以便调整药物用量。

(三)卫生保健

急性期或恢复期患者都有可能因便秘而诱发夹层范围扩大或破裂。应指导患者养成床上排便习惯,必要时给予缓泻剂。加强腹部按摩,减轻患者精神上和心理上的不安,避免排便时用力屏气,可嘱患者食用蜂蜜、香蕉等,每1～2天排便1次,同时注意及时记录排便情况,排便时应在旁密切观察血压和心电图变化。

（四）病情观察

一旦出现心前区或胸部、腹部等疼痛，应立即来医院就诊。

（五）复查指导

术后半年内每三个月门诊随访 1 次，半年复查增强螺旋 CT，了解夹层愈合情况，如有不适，随时就诊。

参考文献

[1]黄秀英,曹敏,王红卫,等.实用护理学与临床康复[M].昆明,云南科技出版社,2019.

[2]佘晓佳,吴国栋,林慧洁,覃金燕.优化肺癌化疗临床路径的综合护理模式临床应用研究[J].黑龙江医学,2016.

[3]盛利,韩翠香,韩笑,等.新编临床护理学[M].长春,吉林科学技术出版社,2018.

[4]刘小晨,齐方梅,胡华,等.实用临床护理学精要[M].长春,吉林科学技术出版社,2018.

[5]靳蓉晖,黄莹,刘苗苗,等.临床护理学[M].长春,吉林科学技术出版社,2017.

[6]刘丽,陈豪,王秀云,等.护理操作实践与临床指导[M].长春,吉林大学出版社,2019.

[7]张青云,孟芬,王晓丽,等.现代护理基础与临床实践[M].长春,吉林大学出版社,2019.

[8]庄莉,赵欣,薛慧琴,等.专科护理技术与操作实践[M].长春,吉林大学出版社,2019.

[9]刘兰英,单敏,王金凤,等.全科护理操作与临床实践[M].长春,吉林大学出版社,2019.

[10]杨霞.综合护理干预对老年脑卒中偏瘫患者肢体功能和生活质量的影响[J].中国现代药物应用,2019(18):92-93.

[11]郭宣佐,张丽娜,史俊霞,等.医院统计与护理管理[M].天津,天津科学技术出版社,2019.

[12]王燕.强化护理干预对冠心病合并慢性心力衰竭患者心理状态及生存质量的影响[J].中国医药指南,2019(11):282-283.

[13]张莉,冯霞,王萍,等.新编护理临床实践[M].长春,吉林大学出版社,2019.

[14]王丽,李迎冬,高丽丽,等.护理学[M].长春,吉林大学出版社,2019.

[15]张红妹,张瑜,王琰美,等.实用临床护理学[M].长春,吉林科学技术出版社,2017.

[16]张兰,张荣秋,田剑,等.现代临床护理学理论与操作方法[M].长春,吉林科学技术出版社,2017.

[17]付虹,候丽雯,候雨萌,等.临床护理理论与操作规范[M].长春,吉林科学技术出版社,2017.

[18]时春华,潘红霞,焦品莲,等.新编临床护理学理论与操作[M].长春,吉林科学技术出版社,2017.

[19]徐丽,肖瑾.延续护理对维持性血液透析患者自我管理行为和生活质量的影响[J].中国医学装备,2018(05):128-130.

[20]郑艳红,曹文杰,林静,等.现代临床全科护理[M].长春,吉林科学技术出版社,2016.

[21]王盼盼,姜晓燕,于美瑛,等.实用临床护理指导[M].长春,吉林大学出版社,2019.

[22]王留娟,王丝丝,李林艳,等.护理学理论与操作技巧[M].长春,吉林大学出版社,2019.

[23]迟琨,王欣,刘英,等.临床专科护理技术与护理管理[M].长春,吉林大学出版社,2019.

[24]王留娟,方海丽,陈超丽,等.新编护理临床操作实践[M].长春,吉林大学出版社,2019.

[25]廖亚显,罗艳,余锋尤.俯卧位机械通气在急性呼吸窘迫综合征中的应用及护理对策[J].海南医学,2018(13):1922-1924.